LES MESURES DE DÉFENSE SOCIALE

CONTRE LA

TUBERCULOSE

Notes d'un voyage d'étude en Allemagne
et en Belgique,

PAR

Le Dr Jean-Ch. ROUX

Ancien interne des Hôpitaux de Paris.

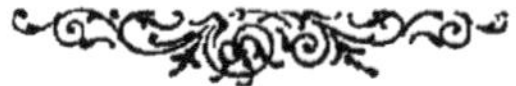

PARIS

J. RUEFF, ÉDITEUR

106, BOULEVARD SAINT-GERMAIN, 106

1902

LES MESURES DE DÉFENSE SOCIALE

CONTRE LA

TUBERCULOSE

LES MESURES DE DÉFENSE SOCIALE

CONTRE LA

TUBERCULOSE

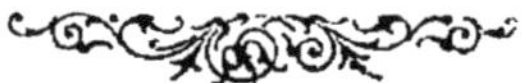

Notes d'un voyage d'étude en Allemagne et en Belgique,

PAR

LE Dr JEAN-CH. ROUX

Ancien interne des Hôpitaux de Paris.

PARIS

J. RUEFF, ÉDITEUR

106, BOULEVARD SAINT-GERMAIN, 106

1902

Tous droits réservés.

PRÉFACE

La Société des Amis de l'Université de Paris
m'ayant accordé une bourse de voyage, M. le
professeur Brouardel me donna le conseil d'aller
en Allemagne et en Belgique étudier l'organisation sociale de la lutte contre la tuberculose.
C'est là une question à l'ordre du jour, dont se
préoccupent tous les peuples civilisés ; mais ces
deux pays comptent parmi ceux qui ont pris les
mesures les plus énergiques pour combattre cette
maladie, l'une des causes les plus certaines de
la misère dans les milieux ouvriers.

L'Allemagne s'est engagée la première dans
cette voie; elle a organisé de nombreux et admi-
rables sanatoriums populaires soutenus par les
immenses capitaux des caisses d'assurances contre l'invalidité et la maladie. L'exemple de
l'Allemagne a eu en France un tel retentissement, que j'ai désiré, par une étude personnelle,
m'assurer de la valeur exacte des résultats
obtenus.

En Belgique, et particulièrement à Liège, j'ai
voulu étudier le même système organisé sans

l'appui des caisses d'assurances, par les seules ressources des municipalités et des individus, au milieu de difficultés semblables à celles qui existent en France.

Ce voyage d'étude eut lieu pendant les derniers mois de 1900, et, si je publie maintenant ces notes de voyage, c'est que des circonstances, indépendantes de ma volonté, m'ont empêché de le faire plus tôt. D'ailleurs, je n'ai pas lieu de regretter ce retard. Depuis, en effet, j'ai vu quelques-unes des idées que je soutiens dans ce travail, se réaliser et passer du domaine de la théorie dans celui des faits ; de nouveaux arguments sont venus s'ajouter à ceux que j'avais déjà réunis en faveur de certaines réformes urgentes. M. le professeur Calmette, que je cite longuement dans ce mémoire et avec qui j'ai eu l'honneur de m'entretenir à mon retour d'Allemagne, a déjà créé à Lille le premier dispensaire pour le traitement de la tuberculose, avec le succès que l'on connaît. D'autre part, le professeur R. Koch, au Congrès de Londres, a insisté sur l'importance prophylactique des hôpitaux spéciaux pour isoler les phtisiques dans la dernière période de leur vie. Or, je crois avoir établi dans mes conclusions l'importance des dispensaires et des hôpitaux spéciaux. L'appui qui

m'est donné sur ces deux points particuliers par
cès deux maitres éminents, me fait espérer que
l'ensemble de cette étude peut ne pas être dé-
pourvu d'intérêt.

Dans les pages qui suivent, je vais dire, aussi
exactement que possible, ce que j'ai vu.

Dans un premier chapitre, j'exposerai l'organisation allemande avec quelques détails encore
ignorés en France et je discuterai, d'après des
statistiques récentes, la valeur de cette organisation dans la cure sociale de la tuberculose.

Dans un second chapitre, j'essaierai de décrire comment en Belgique on s'est inspiré des
expériences de l'Allemagne ; j'indiquerai l'organisation si pratique de la province de Liège et
le vaste programme de lutte que le conseil provincial de cette ville va réaliser.

Enfin, dans un dernier chapitre, en m'ap-
puyant sur mes observations, j'indiquerai les
mesures qui, appliquées en France, me paraissent les plus nécessaires pour arrêter l'extension de la tuberculose et diminuer ses ravages.

LA LUTTE

CONTRE LA TUBERCULOSE

EN ALLEMAGNE

Les Caisses d'assurances et la lutte contre la Tuberculose.

La lutte contre la tuberculose en Allemagne est intimement liée à l'institution des caisses d'assurances organisées contre l'invalidité et la maladie ; elle a été pour ainsi dire la conclusion forcée à laquelle ont été acculées ces grandes institutions sociales. C'est aussi à cause d'elles que la lutte a pris un caractère très spécial et qu'on a songé à guérir les tuberculeux atteints, plutôt qu'à prévenir la tuberculose.

Il s'agissait, en effet, pour les caisses d'assurances, de diminuer immédiatement les frais énormes que leur causaient les tuberculeux ; sous l'empire de cette nécessité, il leur était impossible de consacrer leurs ressources à un traitement préventif et à longue échéance de la tuberculose.

Nous ne voulons pas décrire en détail l'existence et le fonctionnement de ces caisses ; nous nous bornerons à rappeler quelques points indispensables pour comprendre l'organisation de leur lutte contre la tuberculose.

Les caisses d'assurances ont été instituées par une loi datant de 1881 et elles sont l'œuvre de Guillaume 1er et de Bismarck. Conçues dans un esprit autoritaire et adaptées au caractère allemand, qui semble se plier merveilleusement à la discipline militaire, elles assurent tous les ouvriers et employés dont le revenu annuel est inférieur à 2.000 marcs.

Cette assurance est obligatoire, et, pour éviter toute discussion, c'est le patron lui-même qui retient sur le salaire hebdomadaire de l'ouvrier la somme exigée par l'assurance. D'ailleurs, le patron est légalement tenu de payer une cotisation à la caisse d'assurance de ses ouvriers.

Ainsi organisées, les caisses d'assurances ont rapidement amassé des capitaux énormes, et, actuellement, pour citer un exemple, la caisse contre l'invalidité assure 12 millions d'individus sur une population totale de 53 millions d'habitants.

Des réserves d'argent très considérables ont été

réunies en peu d'années ; c'est un fonds où peuvent puiser toutes les œuvres d'amélioration sociale, et grâce auquel, en quelques années, on a pu voir s'élever presque partout, en Allemagne, les sanatoriums populaires.

Il est facile de comprendre, en lisant les statistiques, pourquoi les caisses d'assurances contre la maladie, aussi bien que les caisses d'assurances contre l'invalidité, se sont si vivement intéressées au traitement des tuberculeux. La plus grande partie de leurs ressources était, en effet, absorbée par les secours et les rentes qu'elles devaient donner à ces malades. Pour la caisse de maladie, moins riche, ces charges devenaient même un danger immédiat.

En ne prenant que les statistiques des grandes caisses, on trouve, en effet, *que sur 100 décès, 52 environ sont dus à la tuberculose*. Et voici la proportion que l'on observe dans les différents corps de métiers, d'après la publication de la Commission centrale :

Caisse d'assurances des imprimeurs...... 47 %
   —   —   des selliers .... 47 %
   —   —   des bijoutiers.. ..... 50 %
   —   —   des employés de commerce .... 50 %
   —   —   des tourneurs........ 54 %

Caisse d'assurances des relieurs.......... 54 %

—   —   des tapissiers........ 65 %

—   —   des doreurs......... 85 %

On peut dire qu'à Berlin, parmi les ouvriers assurés, un décès sur deux est dû à la phtisie.

D'après le docteur Friedberg, les secours aux tuberculeux prennent à peu près le tiers ou la moitié de l'ensemble des revenus des caisses de maladie. Un tuberculeux reçoit, en effet, jusqu'à sa mort, de 800 à 1.000 marcs.

Voici, par exemple, les sommes de secours qui ont été payées à des ouvriers tuberculeux, à Berlin :

Edouard K., sellier :

1891.......................	234 marcs.
1892.......................	466 m. 50
Soit en 2 années, la somme de	700 m. 50

Julius S., sellier :

1889.........................	99 marcs.	
1890.........................	153	—
1891-92......................	466	50
1892.........................	117	50
Soit en 4 années, la somme de	836 marcs.	

Sans compter les médicaments et le lait qui sont donnés gratuitement aux malades.

Ces dépenses sont désastreuses pour certaines petites caisses. Ainsi, les orfèvres, dont la caisse ne comprend que 1.761 membres, ont dépensé, en 2 ans, environ 27.000 marcs, pour 26 phtisiques. Cet impôt énorme prélevé, pour les tuberculeux, sur la caisse de maladie, rend presque impossible l'établissement d'un fonds de réserve et l'amélioration des services.

Le même danger, bien que moins pressant, existe aussi pour la caisse d'assurances contre l'invalidité ; la proportion des rentes payées aux tuberculeux monte rapidement.

A l'office de Berlin, la proportion des rentes aux phtisiques était en 1892 de 9,47 °/o sur l'ensemble des rentes ; en 1895, cette proportion atteignait 18,14 °/o, et, en 1896, de 24,8 °/o. Or, si l'on calcule que la rente d'invalidité est en moyenne de 250 marcs, et qu'il faut la payer pendant les trois ans de survie moyenne d'un phtisique, on voit que chaque tuberculeux coûte environ à la caisse 750 marcs.

C'est pour échapper à ces charges énormes que les assurances sont entrées si facilement dans la lutte contre la tuberculose ; leur espoir était que les tuberculeux seraient guéris et que leurs frais diminueraient d'autant.

Voici le calcul que faisait au Congrès de

Stuttgard, en 1895, le docteur Gebhardt, directeur de l'Etablissement hanséatique contre l'invalidité et la vieillesse : Si, au début de la tuberculose, l'ouvrier est placé dans un sanatorium d'où il sort au bout de trois mois pour reprendre du travail, la caisse d'invalidité, en payant la moitié du traitement, soit 2 fr. 50 par jour, ne dépenserait que 225 fr. par tuberculeux, 1.000 ouvriers tuberculeux ne coûteraient que 225.000 fr. par an au lieu de 475.000 fr. en rentes payables pendant deux ans.

C'est ce raisonnement qui a conduit les assurances à s'occuper de la lutte contre la tuberculose. Nous verrons plus loin qu'il faut faire un certain nombre de réserves, et les statistiques publiées par les sanatoriums nous feront comprendre que la guérison de la tuberculose chez les ouvriers n'est pas aussi facile qu'on le pensait au début.

Il serait injuste de ne pas rappeler ici les noms des œuvres de charité privées qui, par leur initiative, ont conduit les caisses d'assurances à consacrer une partie de leurs fonds à la création de sanatoriums populaires. Nous citerons surtout :

L'Œuvre des Sanatoriums populaires de la Croix-Rouge.

La Société de Berlin-Brandebourg pour l'établissement de sanatoriums.

Et surtout le Comité central des Sanatoriums populaires, dont M. le docteur Pannwitz est le dévoué secrétaire.

Trente-trois autres associations ne tardèrent pas à se rallier à cette idée, et ainsi fut créé un mouvement irrésistible.

Le recrutement des malades pour le sanatorium.

C'est autour du sanatorium soutenu et entretenu par les caisses d'assurances contre l'invalidité et la maladie que se groupent toutes les autres œuvres populaires d'assistance des tuberculeux.

Pour saisir plus facilement le détail de ces œuvres, nous allons prendre un exemple et essayer de suivre un ouvrier tuberculeux de l'atelier aux médecins de la caisse d'assurances, à la policlinique pour tuberculeux, au sanatorium, et, enfin, auprès des œuvres d'assistance qui le secourent à la sortie du sanatorium.

A l'atelier. — Dès l'atelier, l'ouvrier a été mis en garde contre les dangers de la tuberculose. Des brochures de propagande lui ont été distribuées et, parfois même, une affiche a été placée dans les ateliers. A Leipsig, le Comité central des caisses de maladie voudrait que cette affiche fût obligatoire et que les inspecteurs du travail fussent chargés d'en contrôler l'affichage. Dans ces publications, on insiste surtout sur la facilité d'éviter la contagion; sur les signes de début de la tuberculose et sur la nécessité, pour l'ouvrier tuberculeux, d'entrer dans un sanatorium. « La guérison de la tuberculose s'obtient plus sûrement dans un établissement (sanatorium) spécialement consacré au traitement des maladies de la poitrine. En séjournant un certain temps, trois mois en moyenne, dans une semblable institution, le malade docile et attentif, non seulement recouvre la santé, mais encore se familiarise avec un régime et des habitudes qui le préservent de toutes rechutes dans l'avenir. » (Publication de l'Office sanitaire.)

Lorsqu'un ouvrier se croit atteint par la tuberculose, son premier soin est d'aller consulter le médecin de la caisse d'assurances dont il est membre; tout l'avenir du malade dépend du diagnostic du médecin. S'il est reconnu tuberculeux, on l'enverra dans un sanatorium, si non il retournera à l'usine.

Or, il est arrivé très souvent que les médecins

des caisses d'assurances renvoyaient, sans les reconnaître, des tuberculeux au début, et cela n'a
rien d'étonnant. Ces médecins sont si peu payés
(25 pfennig, soit 30 centimes par malade
examiné) ; ils sont tellement surchargés de travail (de 40 à 50 consultations par après-midi)
qu'ils ne peuvent pas ausculter avec le soin
voulu tous les malades. C'est pour parer à cet
inconvénient que le gouvernement a établi à
Berlin une clinique pour les maladies du poumon.

La policlinique. — Dans cet établissement,
situé dans la Louisen-Strasse, n⁰ 8, au centre
des hôpitaux et des policliniques, on doit
examiner à fond les malades que les médecins
des caisses d'assurances ont reconnu suspects
de tuberculose.

La policlinique a été installée dans une maison achetée par l'Etat ; l'organisation intérieure
a coûté 50 000 marcs environ. Au premier
étage, ont été ménagées une salle d'attente pour
les hommes, une salle d'attente pour les femmes
et plusieurs salles d'examen pour les étudiants
en médecine, les assistants, le professeur. Les
salles d'attente sont ventilées avec les appareils
les plus perfectionnés et le séjour prolongé des

malades n'y provoque aucune mauvaise odeur ;
on y a disposé des crachoirs remplis de liquide
et, afin d'éviter la contagion pour les étudiants
et les médecins, chaque malade est muni, dès
son entrée dans la salle d'examen, d'un masque
en papier, placé devant la bouche ; les projections
de microbes par la parole et la toux sont ainsi
évitées.

Au deuxième étage, au nord, on a disposé des
laboratoires pour l'examen microscopique des
crachats, une grande salle où tous les étudiants
sont exercés à l'examen bactériologique et plusieurs petits laboratoires pour le professeur et
les assistants.

Le budget annuel de la policlinique est de
9.000 marcs. Dans cette somme sont compris
4.000 marcs pour l'entretien du matériel de la
policlinique et 5.000 marcs pour le traitement
des assistants, du garçon de laboratoire et du
portier.

La policlinique est ouverte de 10 heures du
matin à 11 heures 1/2 tous les jours, sauf le
dimanche ; à chaque consultation il se présente
environ de 40 à 50 malades. Le malade donne le
nom de son médecin qui sera prévenu des résultats de l'examen du poumon et des crachats.
Cette correspondance de la policlinique est un

service très important. Aussi, pour faciliter les communications entre la policlinique et les différents médecins de caisses, le gouvernement a accordé la franchise de poste aux lettres marquées du timbre de la policlinique pour les maladies du poumon. Il n'est pas d'ailleurs nécessaire que le malade soit envoyé par un médecin ; la policlinique est ouverte aussi aux malades qui viennent spontanément ; on les examine, on les soigne aussi bien que possible, et si certains médecins contestent encore son utilité, cependant on a déjà examiné à la policlinique environ 5.000 malades, depuis les 10 mois qu'elle est ouverte.

Les sanatoriums, leur organisation. — La vie au sanatorium de Grabowsée.

La tuberculose de l'ouvrier étant ainsi reconnue, s'il est affilié à une société d'invalidité, il va pouvoir entrer, gratuitement, dans un sanatorium.

Les ouvriers de Berlin sont actuellement envoyés au sanatorium de Grabowsée, où il leur est réservé 120 lits (1).

(1) L'Office d'assurances de Berlin construit actuellement un vaste sanatorium à Beelitz qui, une fois terminé, pourra recevoir 1.500 malades ; on ne peut toutefois en recueillir provisoirement que le tiers. On reçoit ainsi 500 pensionnaires, dont la moitié environ tuberculeux. Cette section pour les tuberculeux comprend 170 lits pour les hommes et 60 pour les femmes.

Avant d'être reçu il faut que le professeur Gerhardt contresigne le bulletin constatant l'existence de la tuberculose. Cette dernière formalité accomplie, l'ouvrier se rendra au sanatorium de Grabowsée, si toutefois il reste une place pour le recevoir.

L'installation de ce sanatorium, l'un des premiers qui aient été construits en Allemagne, est certainement celui dont la fondation a eu le plus grand retentissement. Lors de l'ouverture du canal de Kiel en 1895, en prévision de l'affluence énorme des foules et des épidémies qui pourraient sévir, on avait élevé aux environs de la ville un hôpital provisoire composé d'une vingtaine de baraques de la Croix-Rouge. Le docteur Pannwitz, médecin militaire, fut mis à la tête de cet hôpital provisoire. Les fêtes de l'inauguration du canal terminées, le docteur Pannwitz proposa d'utiliser ces baraques et d'établir dans les environs de Berlin un sanatorium populaire. Ce sanatorium fonctionnerait du 1er mai au 1er novembre 1896, et on pourrait soigner à titre d'essai, 200 tuberculeux. Ce projet fut agréé par le comité-directeur de la Croix-Rouge et les baraques furent transportées et installées aux environs de Berlin, à Grabowsée.

L'Office impérial d'assurances prêta, dès l'origine, son appui à ce sanatorium, et, dans une circulaire du 22 mars 1896, engagea les assurances contre l'invalidité à y placer leurs tuberculeux curables. Cette circulaire assurait presque le succès de l'entreprise.

En effet, le jour de l'ouverture, tous les lits du sanatorium étaient occupés par des malades d'assurances, pour chacun desquels la caisse d'assurances payait 3 marcs par jour. Cette somme suffisait aux frais journaliers du sanatorium.

Les six mois d'essai ayant donné de bons résultats, il fut décidé qu'on agrandirait le sanatorium et, qu'à côté des baraques utilisables seulement pendant l'été, on bâtirait des pavillons pouvant servir en toutes saisons. L'argent nécessaire fut donné par les sociétés affiliées à la Croix-Rouge, par prêt hypothécaire de 100.000 marcs, consenti par l'une des institutions d'invalidité à un intérêt de 3 %; et enfin, plus récemment, par un don de 100.000 marcs de M. Simon Boehm, en souvenir de la mort de son fils. C'est ainsi que l'on put bâtir deux pavillons et que le sanatorium de Grabowsée a pris son aspect définitif.

C'est ce sanatorium que nous avons visité en détail, grâce à l'amabilité du docteur Brecke. Il est situé à 70 kilomètres de Berlin, à 6 kilomètres de la station d'Oranienbourg, sur la rive du lac de Grabowsée. Ce sanatorium peut loger 180 malades en hiver et plus de 200 en été ; il comprend tout d'abord, une série de baraques mobiles, système Dœker, installées seulement pendant l'été et qui constituaient, comme nous l'avons dit plus haut, le sanatorium primitif. Plus récemment, on a bâti trois pavillons à deux étages, un pavillon à un étage, un bâtiment de service comprenant le réfectoire, la buanderie, et, enfin, on a installé un bâtiment comprenant une machine à vapeur.

Le malade qui arrive à Grabowsée doit apporter : un costume, du linge de rechange, un parapluie et des galoches en caoutchouc. Il descend à la station d'Oranienbourg et gagne, le plus souvent à pied, le sanatorium ; c'est une course de quatre kilomètres sur un terrain plat, sablonneux ; on arrive rapidement à la lisière de la forêt de pins, que l'on traverse pendant plus d'une demi-heure avant de parvenir au sanatorium.

Ce doit être pour le malade, qui vient de quitter Berlin et le bruit de l'usine, une impression délicieuse ; il marche dans l'étroite route bordée de chaque côté par les fûts sveltes et droits des pins ;

la saine odeur de résine semble rendre l'air plus
fortifiant et lui donne déjà comme une promesse
de guérison. Bientôt le lac de Grabowsée, grande
nappe bleue, apparaît entre les roseaux qui le
bordent, et il aperçoit, cachés par les troncs des
pins, les chalets de bois qui sont aux abords du
sanatorium.

La première impression est charmante, et c'est
avec joie qu'il songe qu'il va vivre trois mois
dans un calme profond et peut-être guérir.

Dès l'arrivée, il est conduit chez le docteur,
examiné, ausculté, pesé et muni d'une ordonnance indiquant le programme de la journée, les
heures de repos et d'exercice et les heures de
repas ; au-dessous sont imprimées quelques prescriptions générales. Il lui est recommandé de
marcher lentement, de se tenir droit, de respirer
par le nez, de cracher dans son crachoir de poche
ou dans les crachoirs communs, d'éviter surtout
de souiller sa barbe et ses vêtements par des crachats. Il est conduit ensuite dans sa chambre ;
suivant son état, on le met dans une chambre à
deux, quatre ou six lits. Les murs des chambres
sont recouverts d'un enduit émaillé sur la plus
grande hauteur. Le sol est un plancher peint à
l'huile ou en linoleum ; les fenêtres, très grandes,
sont munies à leur partie supérieure de châssis
mobiles.

La chambre est spacieuse et contient de 30 à 40 mètres cubes d'air par malade. Elle est chauffée par un calorifère à vapeur; le mobilier en est très simple : un lit, une table de nuit, une chaise, le tout en fer, une armoire, tel est le domaine où va vivre le tuberculeux. Une propreté irréprochable donne un air de confort à cet ameublement très sommaire.

Dans la chambre, le malade trouve affiché le règlement, conçu dans un esprit de discipline militaire, et dont voici le résumé :

L'obéissance doit être immédiate et absolue, sous peine de renvoi.

Le matin on doit se lever et le soir aller au lit à l'heure fixée par le médecin.

Le programme de la journée est établi par le médecin.

Avant de sortir de la chambre à coucher, toutes les fenêtres doivent être ouvertes.

La nuit, une fenêtre au moins doit être ouverte.

Il est défendu de fumer.

Toute boisson spiritueuse est interdite.

La ponctualité aux repas, lorsque la cloche sonne, est obligatoire.

Les promenades autour de l'établissement sont réglées par le médecin.

Le malade peut recevoir des visites trois fois par semaine.

La plus grande propreté est recommandée.

Enfin, il est exigé de cracher dans les crachoirs de poche dans l'intérêt même du malade.

La non-observation de ces règles, toute familiarité avec le personnel féminin entraîne le renvoi.

Chaque heure de la vie du malade a son emploi fixé et la journée s'écoule sans ennui.

A 7 heures lever.

A 7 h. 1/2, premier déjeuner, composé de lait à discrétion, pain blanc et beurre.

A 8 h. 1/2, douche et frictions.

A 9 h. 1/2, second petit déjeuner, composé de lait à discrétion, pain blanc et beurre.

Les malades vont ensuite s'étendre sur leurs chaises longues ou se promener, suivant l'ordonnance du médecin.

A midi, le déjeuner, qui se compose de pain noir, viande rôtie à discrétion, légumes, d'un dessert, un peu de bière ou de lait. Après le repas, les malades restent couchés pendant trois heures sur leurs chaises longues en plein air.

A 4 heures, goûter, composé de café au lait, pain et beurre.

De 4 à 6 heures, les malades se recouchent sur

leurs chaises longues ; ceux qui sont plus améliorés vont se promener, quelquefois même vont
en barque sur le lac, ou bien restent dans la salle
de réunion.

Avant le dîner, tous les malades doivent rester
une heure sur leurs chaises longues.

A 7 heures, dîner, même menu que le matin,
avec la soupe en plus.

A 10 heures, tout le monde doit être couché et
les lumières éteintes.

Pendant les trois mois de séjour qui sont
payés par la caisse d'assurances contre l'invalidité, l'ouvrier vit de cette vie ; sous l'influence du
repos, de l'air pur et de la suralimentation, les
forces reviennent, les lésions pulmonaires s'ar-
rêtent dans leur marche, et, dans quelques cas,
assez rares il est vrai, semblent rétrocéder complètement.

Comme l'indique le programme de la journée,
à mesure que la santé de l'ouvrier s'améliore, il
peut, si le médecin le permet, se distraire ou se
promener ; les livres sont à sa disposition dans
la salle de lecture ; il y trouve également quelques journaux choisis parmi ceux qui n'ont
aucune tendance politique marquée, afin d'éviter
toute discussion nuisible au malade.

Dans le parc, lorsqu'il fait beau, il trouve un

croquet, des boules, des quilles, et, à l'intérieur, dans la salle de jeu, un billard et des cartes. Mais, autant que possible, on préfère occuper les malades à un travail d'une utilité immédiate, ils y prennent toujours plus d'intérêt ; ainsi ils vont pêcher des poissons dans le lac, chercher des champignons ou des fraises dans les bois. Et, lorsque leur état le permet, on les autorise à aller travailler aux champs, de une à trois heures chaque jour. Ce travail en plein air a la plus heureuse influence sur leur santé ; l'appétit se relève, le poids du corps augmente plus rapidement et les couleurs reviennent. On arrive ainsi à préparer, par un traitement habile, le retour à la vie habituelle.

A son départ du sanatorium, le malade reçoit la liste des règles d'hygiène qu'il devra observer rigoureusement. Voici la traduction de cette ordonnance :

« Suivez à votre sortie le régime de vie que vous avez appris ici, aussi rigoureusement que possible.

» Prenez soin, avant tout, d'avoir du bon air frais dans votre chambre.

» Autant que possible, tenez toujours ouverte une fenêtre munie au moins d'un carreau mobile à la partie supérieure.

» Même par un temps froid et nuageux, laissez-la entr'ouverte, quand la chambre est chauffée, mais qu'il n'y ait pas de courant d'air sensible.

» Evitez tous les tapis inutiles qui retiennent la poussière.

» Tous les jours, même si vous n'avez que très peu de temps, faites une promenade et faites régulièrement aussi quelques exercices respiratoires.

» Ne respirez que par le nez, la bouche fermée.

» Nettoyez, au moins une fois par jour, votre bouche et votre nez avec de l'eau.

» Vivez avec la plus grande régularité ; prenez tous les jours vos repas à la même heure.

» Allez le soir de bonne heure au lit.

» Evitez tout surmenage de travail ou de plaisir.

» La bicyclette et la danse vous sont nuisibles.

» Employez votre temps libre à aller vous promener et non à fréquenter des brasseries pleines de fumée.

» Ne buvez jamais d'eau-de-vie et jamais de bière le matin à jeun.

» Plus vous dépenserez pour la bonne nourriture et le lait, moins vous consommerez d'eau-de-vie et plus vous pourrez vivre longtemps.

» Lavez matin et soir tout le corps dans une chambre chaude avec de l'eau froide ; que ce lavage ne dure que quelques secondes.

» Ne crachez que dans la bouteille bleue (crachoir de poche). Videz le crachoir dans les cabinets et lavez-le à l'eau chaude. Sachez bien que cracher par terre ou dans votre mouchoir peut être très dangereux pour votre famille ou vos compagnons de travail.

» Au moindre malaise, allez consulter aussitôt le médecin, conseillez à tous ceux qui, depuis quelque temps, toussent et crachent, qui suent la nuit, qui sont abattus ou qui maigrissent, d'aller consulter sans retard leur médecin. »

Pendant le séjour du malade au sanatorium, il est de la plus haute importance de soutenir sa famille ; s'il est inquiet sur le sort des siens, la guérison est, en effet, beaucoup plus difficile et, très souvent, le malade part sans attendre la fin de sa cure ; cette partie du programme de la lutte contre la tuberculose n'est pas encore réglée d'une façon définitive.

La Commission centrale des caisses contre la maladie a proposé que les caisses d'assurances contre l'invalidité, qui sont beaucoup plus riches, fussent chargées de l'entretien du malade au sanatorium, pendant que les caisses d'assurances contre la maladie auraient à leur charge les secours aux familles. Le gouvernement allemand a nommé l'année dernière une commission pour régler, à cet égard, les rapports des caisses d'assurances contre la maladie et des caisses d'assurances contre l'invalidité ; mais il n'y a encore rien de définitif.

Société de secours pour les malades de Grabowsée.

Mais l'ouvrier, sortant du sanatorium, va se retrouver livré à lui-même et en lutte avec les difficultés de l'existence. La Société d'assurances ne paiera pas avant deux ans un nouveau séjour au sanatorium et bien que, pendant son absence, sa famille ait été soutenue par les caisses de maladie, la gêne est souvent au foyer. S'il retourne à l'usine, il y retrouve l'hygiène défectueuse qui l'a déjà assez affaibli pour qu'il ait pu contracter la tuberculose. Sous l'empire du surmenage physique et des soucis, l'amélioration si difficilement obtenue ne dure pas longtemps ; les couleurs disparaissent, le poids diminue et le malheureux n'a plus d'espoir d'arriver à la guérison. Cette situation défectueuse qui compromet les efforts faits au sanatorium n'a pas tardé à apparaître d'une façon évidente, et des Sociétés se sont formées pour soutenir l'ouvrier qui rentre dans la vie commune, l'aider et lui procurer une place où il trouve une hygiène plus convenable.

Une Société de dames, sous la présidence d'honneur de la princesse Hohenlohe, s'occupe des ouvriers qui sortent de Grabowsée et cherche par ses relations, par des annonces dans les journaux de Berlin, à trouver des emplois faciles pour ses protégés ; on les place comme employés de banque, comme portiers ou encore dans des bureaux. L'idéal serait de les mettre à la campagne, dans des établissements agricoles, selon le vœu du docteur Pannwitz. Toutefois, d'après M. Guebhardt, le travail que devraient fournir les ouvriers est beaucoup trop considérable et ne paraît pas convenir à des convalescents tuberculeux.

D'ailleurs, on trouverait peu d'ouvriers, surtout parmi ceux qui sont chargés de famille, qui consentiraient à s'exiler à la campagne sans être sûrs de l'avenir. Aussi, en réalité, le plus grand nombre des malades traités à Grabowsée retournent immédiatement à leur travail primitif et reprennent aussitôt une vie très défectueuse pour eux. C'est là un danger qui compromet tout particulièrement les résultats obtenus au sanatorium.

Liste des sanatoriums d'ouvriers
en Allemagne.

Les soins que les tuberculeux de Berlin trouvent à Grabowsée, d'autres malades les trouvent dans les nombreux sanatoriums construits soit par les offices d'assurances, soit par des institutions charitables privées, soit par des communes ou des villes syndiquées.

En 1899, on trouvait en Allemagne de nombreux sanatoriums pour tuberculeux indigents ; en voici la liste dressée dans un rapport du docteur Pannwitz.

1. — PRUSSE.

Le sanatorium de la Croix-Rouge sur le lac de Grabow, près d'Oranienbourg.

Le sanatorium Berlin-Brandebourg à Belzig.

Le sanatorium de l'office d'assurances de Brandebourg, à Cottbus.

Le grand sanatorium de l'office d'assurances de Berlin, à Beelitz, près de Potsdam.

Le sanatorium populaire de Loslau (Haute-Silésie).

Le sanatorium des mineurs à Sulzhayn (Harz).

Le sanatorium populaire de la Société de la Croix-Rouge pour femmes poitrinaires, à Vogelsang.

Les sanatoriums de l'office régional d'assurances du Hanovre.

Le sanatorium de la « Klosterkammer » (Hanovre), dans le bain Rehbourg.

Le sanatorium Félixstift à Andréasberg, au Harz.

Le sanatorium de l'arrondissement d'Altena (Westphalie), près de Ludenscheid.

Le sanatorium de la Société des convalescents de Francfort, à Ruppertshain dans le Taunus.

Le sanatorium de la Croix-Rouge, à Oberkaufungen.

Le sanatorium « Sonnenberg » de l'arrondissement de Saarbrück.

2. — Bavière.

Le sanatorium de Dannenfels, sur le mont Tonnerre.

Le sanatorium populaire pour poitrinaires du sexe masculin, à Planegg.

Le sanatorium de Nuremberg, à Engelthal.

Le sanatorium de Lohr-sur-le-Mein.

Le sanatorium populaire d'Albersweller (Palatinat).

3. — Saxe.

Le sanatorium d'Albertsberg, près d'Auerbach.

4. — WURTEMBERG.

Le sanatorium de « Wilhelmsheim ».

5. — BADE.

Le sanatorium badois de Friedrichsheim.

6. — LES AUTRES ÉTATS ALLEMANDS.

Le sanatorium Sophie à Tannroda, près de
Weimar.

Les sanatoriums de l'office régional d'assurances de Brunswick.

Le sanatorium d'Oderberg, près de Saint-
Andréasberg, dans le Harz.

Le sanatorium de la Société brémoise à Rehbourg.

Le sanatorium d'Edmundsthal, près de Gees-
thacht.

Leur nombre d'ailleurs s'accroît tous les jours
et à la fin de l'année 1900, l'Allemagne pourra
soigner, dans ses sanatoriums ouvriers, 20.000
tuberculeux par an.

Cette cure exige des dépenses considérables.
Voici les chiffres publiés par l'Office d'assurances
impérial et qui indiquent le nombre de personnes traitées dans ces trois dernières années
et les sommes d'argent qu'il a fallu dépenser :

En 1897	2.559 hommes	731 femmes
— 1898	3.806 —	1.104 —
— 1899	6.032 —	1.666 —

Le prix du traitement d'un tuberculeux étant
de 300 à 350 marcs, il est facile de calculer le
prix total de l'entretien de ces malades au sanatorium, soit environ 3 millions de marcs, en
1899 seulement. Des sommes pareilles n'ont pu
être trouvées que grâce aux offices d'assurances
et à leurs énormes capitaux ; encore convient-il
de remarquer qu'avec toutes ces dépenses l'Allemagne n'arrive à soigner qu'un nombre restreint
de ses tuberculeux. A côté du petit nombre de
privilégiés qui vont dans les sanatoriums, il
faut songer à tous ceux qui, faute de place et
d'argent, restent et meurent chez eux. Et l'on
peut se demander si jamais on trouvera des ressources suffisantes pour donner des soins à tous
les tuberculeux pauvres.

Sanatoriums pour la classe moyenne.

Certaines sociétés se sont formées pour recevoir les tuberculeux appartenant à la classe
moyenne, qui ne sont pas assez riches pour aller
dans les sanatoriums privés, ni assez pauvres pour
être secourus par les offices d'assurances. Ces
œuvres sont entretenues à la fois par la charité
privée et par les pensions exigées de chaque
malade.

Le dernier créé, et certainement le mieux installé, est le sanatorium de la Société Berlin-Brandebourg, Société placée sous le patronage d'Augusta-Victoria et présidée par M. le docteur Von Leyden.

Ce sanatorium est bâti à Belzig, à deux heures de Berlin en chemin de fer ; il est situé à une certaine distance de la petite ville, et l'on doit faire une heure de voiture, à travers un pays légèrement accidenté, pour y parvenir.

Il est bâti au pied d'une colline, élevée d'environ 30 mètres, qui le protège du vent du nord. Toute sa façade est exposée en plein midi ; les collines environnantes sont couvertes d'arbres et principalement de pins. Il comprend deux bâtiments pour les malades, un bâtiment de service et un laboratoire avec cages pour animaux situé à une certaine distance dans le jardin.

Le grand bâtiment élevé par souscription, a coûté 700.000 marcs ; il peut contenir 92 malades. Il renferme à sa partie centrale, immédiatement devant l'entrée principale, un vaste hall, d'où partent, à droite et à gauche, des escaliers et des corridors sur lesquels donnent les chambres des malades. Dès l'abord, l'élégance et le confortable de l'établissement frappent le visiteur. Les murs peints à l'huile sont décorés de frises aux couleurs douces ; le long des murs, des meubles dans le même ton ; dans les coins des plantes vertes et, au fond, un grand vitrail qui donne à la lumière une couleur joyeuse. Nous n'avons pas l'habitude, en France, de trouver dans les établissements d'assistance une pareille gaieté.

Les chambres des malades situées dans les deux ailes du bâtiment sont toutes exposées au midi ; elles sont à 1, 2, 4 ou 6 lits avec 36 mètres cubes d'air par lit. Au deuxième étage, à la partie centrale de la façade, se trouvent des galeries de repos où les malades peuvent rester sur leurs chaises longues en plein air. Derrière les galeries, au premier étage, deux grandes chambres où les malades peuvent se tenir pendant le jour.

Le bâtiment est entièrement construit sur cave, pourvu de conduites d'eau, éclairé à l'électricité et chauffé à la vapeur à basse pression ; la cuisine elle-même se fait en grande partie à la vapeur, les rôtis seuls se font sur un fourneau à charbon. La buanderie est installée avec tous les perfectionnements les plus modernes et la machine à vapeur actionne tous les appareils.

Le deuxième bâtiment qui peut contenir 25 malades est conçu avec le même soin et la même élégance ; il a été élevé et il est entretenu grâce à une donation d'un million de marcs de M. Samuel Bleichrœder.

Les 92 malades hospitalisés dans le pavillon central paient chaque jour 3 marcs ; mais cette somme qui, à Grabowsée, suffit à entretenir l'établissement, est loin de suffire aux dépenses du magnifique sanatorium de Belzig, et, chaque année, il faut trouver, grâce à des dons, des cotisations, des ventes de charité, environ 50.000 marcs.

Tout compris, la journée d'un malade revient à 10 marcs par jour. Il faut faire une exception pour les 25 malades reçus dans le bâtiment Bleichrœder ; ces 25 lits sont entièrement gratuits, le revenu du capital suffisant à les entretenir.

La plupart des malades qui sont soignés dans ce sanatorium appartiennent à la classe moyenne ; il n'y a que 20 lits réservés aux malades des offices d'invalidité.

Résultats obtenus aux sanatoriums allemands. Examen et critique des statistiques.

Après cette courte description des établissements où l'Allemagne essaie d'enrayer la marche de la tuberculose, il nous est permis d'examiner en détail, d'après les statistiques publiées, si les résultats répondent à un si prodigieux effort.

L'œuvre entreprise ne visait rien moins qu'à éteindre chez chaque tuberculeux, pour ainsi dire, un foyer de tuberculose.

Comme nous l'avons montré au début de notre travail, si les assurances d'invalidité ont consacré tant d'argent à la création de sanatoriums, c'est qu'elles pensaient guérir avec peu de frais et guérir complètement les tuberculeux atteints, afin d'éviter le paiement de rentes très coûteuses aux phtisiques jusqu'à leur mort. C'était également le but exposé dans les conférences et les bulletins de propagande. En France, à l'heure actuelle, ce sont les mêmes arguments que l'on fait valoir pour engager la lutte contre la tuberculose, surtout à l'aide des sanatoriums. Mais si nous examinons de près les statistiques, nous verrons que cet espoir ne correspond peut-être pas à la réalité des choses.

Déjà, a priori, on pourrait être sceptique sur les résultats définitivement obtenus dans les sanatoriums d'ouvriers ; nous savons, en effet, que la guérison de la tuberculose est, même pour les riches, une chose difficile et relativement rare.

« Un adulte tuberculeux, crachant des bacilles, dit M. Grancher, peut guérir, mais la guérison, même avec le sanatorium, est une cure toujours longue et difficile. »

Comment supposer dès lors, que des ouvriers aux prises avec toutes les difficultés matérielles de la vie, souffrants, usés par les inquiétudes morales, pourraient, en trois mois de sanatorium, guérir définitivement ? Et alors, même qu'ils auraient été améliorés, comment cette amélioration se maintiendrait-elle lorsqu'à la sortie du sanatorium ils sont obligés de retourner dans le milieu mal aéré de l'usine ? Aussi, on a dû bientôt changer de point de vue et on ne parle plus de guérison de la tuberculose, mais de retour à la capacité de travail, et c'est ce que l'on désigne en Allemagne, sous le nom de « guérison sociale ».

Mais ici déjà, une objection s'élève : les statistiques contiennent forcément un élément d'erreur ; les malades qui sont entrés dans le sanatorium étaient-ils tous incapables de travailler ? Ne s'efforce-t-on pas, au contraire, de les prendre au début même de leur maladie, alors que les forces sont peu diminuées ? S'il en est ainsi, la capacité de travail ne peut pas donner la véritable mesure de l'action du sanatorium ouvrier.

On ne peut pas non plus se baser absolument sur l'augmentation de poids des malades ; certes, cette augmentation indique le bénéfice que les tuberculeux trouvent au sanatorium, mais cette augmentation de poids n'est pas toujours en rapport avec l'amélioration de l'état local, car il s'agit de malheureux qui n'ont pas toujours mangé à leur faim et qui engraissent forcément dès qu'ils ont une nourriture abondante.

Le seul document qui permette d'apprécier à peu près le rôle du sanatorium, c'est la survie et la durée de capacité de travail après la sortie de l'établissement. La survie est d'ailleurs une chose assez difficile à apprécier, car la durée de la tuberculose abandonnée à elle-même est loin d'être déterminée. Cette maladie chronique, dont les conditions varient tellement d'un individu à l'autre, a une durée moyenne mal déterminée : 2 ou 3 ans pour certains médecins, 6 ou 7 ans pour d'autres, sans qu'aucune de ces opinions s'appuie sur des recherches suffisantes.

Les statistiques auxquelles on peut se référer pour étudier l'action des sanatoriums ne sont pas nombreuses.

Une des plus complètes est celle de l'Office hanséatique d'assurances ; on y trouve les résultats immédiats et éloignés chez les tuberculeux soignés de 1893 à 1897 ; l'importance de ce document nous oblige à citer ici les chiffres principaux :

L'Office d'assurances a eu à traiter 1.541 tuberculeux (1.040 hommes et 501 femmes) de 1893 à 1897 ; sur les 1.541 tuberculeux, 6 sont morts pendant la cure. La durée moyenne du séjour à la campagne était, en général, de 12 à 14 semaines ; la durée de l'affection, antérieurement au traitement, a varié entre 3 mois et 2 ans.

Les résultats de la cure ont été établis d'après 1.073 malades que l'on a pu suivre plus ou moins longtemps après leur sortie du sanatorium ; 468 n'ont pas été retrouvés ; il est plus que probable, d'après l'auteur de la statistique, que la plupart de ces 468 assurés sont encore aptes au travail, sinon ils auraient réclamé la rente à laquelle ils avaient droit. Quoi qu'il en soit, on ne doit tabler que sur les 1.073 tuberculeux qui ont été gardés en observation de 1893 à 1897.

Sur ces 1.073 personnes :

1º Sont mortes...................... 205 soit 19 %
2º Sont en vie, mais incapables de
    travailler.................... 12 » 1,1 %
3º Sont capables de travailler...... 697 » 65 %
4º Doivent recevoir une légère rente 52 soit 4,8 %

5° Ont reçu une subvention qui a
   cessé......................... 16 » 1,4 %
6° Résultats trop peu précis chez : 91 » 8,5 %

La mort de 205 personnes est survenue dans
l'intervalle variant de 1 à 43 mois après la cure.
Quant aux 697 personnes en état de travailler,
leur reprise de travail durait à la fin de 1897 :

Depuis 1 an chez......... 231 sujets.
Depuis 1 à 2 ans chez.... 271   »
Depuis 2 à 3 ans chez.... 175   »
Depuis plus de 3 ans chez 20   »

Ces derniers chiffres sont des plus frappants :
sur les 697 malades capables de travailler, il n'y
en a que 20 chez lesquels les résultats durent
depuis plus de 3 ans.

Or, parmi les 1.073 malades sur lesquels porte
la statistique, il y en a 113 sortis depuis 3
ans ou plus ; sur les 300 sortis depuis 2 ans, la
capacité de travail ne dure que chez 175 et les
chiffres n'augmentent sensiblement que pour
les malades sortis du sanatorium depuis un an
ou deux.

La capacité de travail, après la cure au sanatorium, ne dépasserait guère, pour la majorité
des malades, 2 ou 3 ans ; au delà de cette limite
il n'y a que quelques malades particulièrement
favorisés qui résistent.

Les statistiques de Grabowsée sont un peu plus difficiles à interpréter ; en effet, en ce qui concerne la durée de la capacité de travail, on n'a fait porter la statistique que sur les malades ayant quitté l'asile guéris ou améliorés ; on ne tient aucun compte de ceux qui sont sortis non améliorés et qui représentent pourtant 15 0/0 des malades traités.

D'autre part, dans tous ces calculs, on ne tient aucun compte des malades qui ne répondent pas. La statistique est établie en envoyant des cartes postales aux malades sortis depuis un certain temps ; il est sûr que quelques-uns ne répondent pas par pure négligence, il est probable que, pour d'autres, les cartes postales n'arrivent pas à les suivre à travers leurs changements de domiciles ; mais il faut bien reconnaître que l'on peut se demander si un certain nombre de ceux qui ne répondent pas ne sont pas réduits au silence parce qu'ils sont morts. Ce chiffre des malades qui ne répondent pas est, d'ailleurs, assez élevé pour troubler les statistiques. En 1899, on a envoyé 92 lettres aux malades sortis en 1896 ; 68 seulement ont répondu, soit les 2/3 ; c'est la même proportion de réponses qu'on note en 1897. Les malades sortis en 1898 répondent par contre un peu plus : sur 214 lettres envoyées, il y a eu 183 réponses.

Les statistiques de Grabowsée ne portent que sur une très courte période : de mai 1896 au mois de mars 1899, soit à peine 3 ans. D'après les chiffres donnés, un peu plus de la moitié des malades sortis améliorés ont pu travailler pendant 3 ans.

Sur 102 malades sortis guéris ou améliorés en 1896, 1 an 1/2 après, 53, soit *la moitié*, avaient encore leur capacité totale de travail. En 1899, un an plus tard, cette proportion avait légèrement baissé, on n'en trouvait que 47 ayant conservé leur capacité de travail.

Sur les ouvriers soignés en 1897, un an et demi après, 60 pour 100 étaient encore capables de travailler. Il est vrai que 50 n'avaient pas répondu.

Nous trouvons une statistique plus complète dans un rapport rédigé pour l'Exposition Universelle de Paris, sur la demande de l'Office impérial d'assurances, par M. Alwin Bielefeldt, président de l'Office impérial des assurances sociales.

Bien que cette statistique n'ait été établie que depuis 1897, elle a pour nous une importance capitale, car c'est une statistique d'ensemble portant sur tous les tuberculeux soignés en grande majorité dans les sanatoriums et en petit nombre dans les villes d'eaux, hôpitaux, établissements d'hydrothérapie pendant ces trois dernières années ; pour l'année 1899 seulement, elle porte sur 7.698 malades.

Voici d'abord un tableau indiquant le nombre de malades qui ont été traités et le nombre de ceux chez lesquels à la fin du traitement l'incapacité de travail ne paraissait plus à craindre.

ANNÉES	PERSONNES TRAITÉES POUR LA Tuberculose pulmonaire	A LA SORTIE DU SANATORIUM *l'incapacité de travail* ne paraît plus à craindre chez :
1897	Hommes traités. 2.559	1.731 soit 68 %
	Femmes — 731	494 soit 68 %
1898	Hommes traités. 3.806	2.814 soit 74 %
	Femmes — 1.104	809 soit 73 %
1899	Hommes traités. 6.032	4.480 soit 74 %
	Femmes — 1.666	1.220 soit 73 %

Or qu'advient-il par la suite de ces malades, chez lesquels l'incapacité de travail ne paraissait

plus à craindre, que l'on considérait assez améliorés pour être à l'abri de toute rechute ?

Le tableau suivant va nous l'apprendre.

PERSONNES TRAITÉES POUR LA TUBERCULOSE pulmonaire	SUR 100 PERSONNES TRAITÉES ET CONTRÔLÉES CHAQUE ANNÉE le succès obtenu en :					
	1897			1898		1899
	a duré jusqu'à la fin de l'année :					
	1897	1898	1899	1898	1899	1899
Hommes et Femmes ensemble.	61	43	30	68	48	69
Hommes seuls.	60	41	28	68	47	69
Femmes seules.	64	50	36	69	50	68

Le succès du traitement signifie que le malade
a conservé la capacité de travail dans le sens que
lui donne la loi d'assistance contre l'invalidité.
Nous rappellerons ici cette définition.

« Le degré d'incapacité admis par la loi est
celui de l'individu qui n'est plus en état de faire
un travail proportionné à ses forces et à ses

capacités selon ce que l'on peut attendre de lui, eu égard à son intelligence et à son genre habituel de métier, et de gagner le tiers de ce qu'une personne saine de corps et d'esprit de la même classe, avec des capacités pareilles, peut gagner par son travail dans la même contrée. »

En nous reportant au tableau ci-dessus, nous voyons que, en 1897, on a traité ainsi 3.290 malades atteints de tuberculose pulmonaire. Sur ce nombre, 68 0/0 soit 2.237 sont sortis en apparence guéris, c'est à dire que l'incapacité de travail ne paraissait plus à craindre. Or, en 1899, 671 seulement étaient capables de travailler. Combien sur les 671 malades ont pu continuer encore un ou deux ans leur travail ? Combien, dans ce nombre, ont été définitivement guéris ? Autant de questions qui restent sans réponse. Il est vrai, comme nous l'avons dit plus haut, que ces 3.290 malades n'ont pas tous suivi le même traitement ; le rapport auquel j'emprunte ces chiffres ne donne pas la proportion exacte des malades soignés dans les sanatoriums en 1897. On trouve simplement l'indication qu'en 1899, sur 7.698 tuberculeux, 6.303, soit la très grande majorité, sont allés dans les sanatoriums, les 1.300 autres ayant été envoyés à des stations d'eau minérale ou étant restés à l'hôpital.

On doit tenir compte de ces réserves évidemment, mais ce qu'il faut retenir, c'est que sur 3.290 tuberculeux soignés en 1897, 671 seulement, soit 20 0/0, étaient capables de gagner leur vie en 1899. Ces quelques chiffres laissent supposer les difficultés contre lesquelles on se heurte, quand on veut guérir la tuberculose dans les classes pauvres. On voit aussi combien les améliorations obtenues sont de courte durée, puisque sur 2.237 tuberculeux chez lesquels l'incapacité de travail ne paraissait plus à craindre après le traitement, 30 0/0 seulement pouvaient encore travailler en 1899 (1).

Ce fait ne devait pas tarder à frapper tous ceux qui s'occupent de cette grave question.

« A la fin de la troisième année, l'année du traitement comprise, dit M. Alwin Bielefeldt, une grande différence se fait sentir entre les personnes atteintes de tuberculose pulmonaire ou

______

(1) La statistique plus récente du sanatorium de Gœbersdorf confirme ces données.

Sur 100 malades soignés en 1895 on en trouvait en 1900, soit 5 ans plus tard : 22 *avec une capacité complète de travail*, 19 avec une capacité incomplète, 57 étaient morts.

Sur 100 malades soignés en 1896, on trouvait en 1900 : 24 *malades avec une capacité complète de travail*, 12 avec une capacité incomplète, 64 étaient morts.

Voir : *Hans Weiker, Beitræye zen Frage der Volksheilstætten.* Berlin, 1901.

d'une autre maladie ; nous voyons que la proportion de rechutes pour cent chez les personnes
atteintes de tuberculose pulmonaire est relativement plus grande que chez celles atteintes
d'autres maladies. De même on a dû jusqu'à la
fin de la troisième année reprendre le traitement de 15 0/0 des malades tuberculeux qui
avaient été considérés comme traités avec succès
en 1897 ; tandis que la proportion de la reprise
de traitement chez les autres malades n'a été
que de 10 0/0. Quoique ce résultat ne repose que
sur des expériences faites en une seule année
(1897), on doit évidemment admettre qu'à l'avenir
les succès observés chez les personnes atteintes
de tuberculose pulmonaire n'auront pas la même
stabilité que ceux observés chez les autres malades.

» Par conséquent, les institutions d'assistance
contre l'invalidité devraient examiner avec soin,
d'accord avec leurs médecins, comment il faut
traiter les malades tuberculeux et de quelle
manière on peut observer une plus grande stabilité dans le succès de leur traitement. »

Ces paroles très sages sont bien la conclusion
naturelle des faits que traduisent les statistiques
d'ensemble que nous avons citées. La guérison
de la tuberculose dans les sanatoriums d'ou-

vriers y apparaît comme une chose rare, et la capacité de travail que le malade y retrouve ne se prolonge guère que 3 ou 4 ans.

Le docteur Sommerfeld, dans un rapport lu à la 70e réunion des médecins et naturalistes d'Allemagne, à Dusseldorf, en 1899, exprime les mêmes idées (*Therapeutische Monatshefte* 1899). Il pense, lui aussi, que la tuberculose n'est que rarement guérie dans le court séjour de l'ouvrier au sanatorium.

« D'autre part, le tuberculeux qui retourne à l'atelier retombe forcément malade ; il convient par conséquent d'étendre l'action des sanatoriums et cela ne se fera que lentement ; par l'hygiène des ateliers, par la reconstruction des quartiers ouvriers des grandes villes, en laissant pénétrer partout à flots le soleil et l'air, par l'amélioration des conditions de travail, par l'augmentation des salaires ; en un mot par tout ce qui peut amener dans la partie la plus malheureuse de la population un peu de bien-être et de confort. »

Pour résumer en quelques mots les impressions rapportées de notre voyage en Allemagne, c'est à peu près la même conclusion que nous serons amené à formuler.

Si le sanatorium ouvrier est utile et même

nécessaire dans la lutte sociale contre la tuberculose, il est loin d'être suffisant ; il peut améliorer et soulager un grand nombre de malades,
il peut prolonger leur existence, mais les gué-
risons définitives seront forcément peu nombreuses. Les mesures d'hygiène, en prévenant le
mal, auront une action bien plus puissante, bien
plus certaine pour diminuer la mortalité tuberculeuse. D'ailleurs le sanatorium, en faisant
l'éducation hygiénique des ouvriers, contribue
puissamment à répandre dans les milieux pauvres des notions indispensables, et, à ce point
de vue aussi, son rôle a une importance capitale;
en sortant du sanatorium, le tuberculeux sait
se soigner, et ne pas contaminer son entourage.

Aussi, malgré les réserves que nous avons dû
faire sur la valeur du sanatorium ouvrier pour
la guérison complète de la tuberculose, il n'en
est pas moins vrai que l'effort allemand pour
diminuer la misère des tuberculeux pauvres est
admirable.

En visitant les sanatoriums d'ouvriers où le
confort de l'hygiène moderne est réalisé relativement à peu de frais, où les ouvriers trouvent
un air pur, une alimentation abondante et une
atmosphère d'espérance, l'on ne peut songer,
sans un serrement de cœur, au sort des ouvriers

français tuberculeux. Pour eux, une fois les dernières ressources épuisées, commencent la course d'hôpital en hôpital, le séjour dans des salles peu aérées, avec une nourriture défectueuse, sans parler de la certitude que leur mal est sans remède, et de la vision, souvent trop claire, que les médecins les abandonnent. Il n'est pas question de ceux qui ne sont pas. hospitalisés et meurent de froid et de faim dans leur mansarde; mais, pour ceux-là mêmes, les plus favorisés, qui peuvent séjourner à l'hôpital jusqu'à la fin, c'est la mort lente, désespérée.

Il ne faut pas oublier aussi que la survie de 4 ou 5 ans de plus obtenue par la cure dans le sanatorium peut avoir la plus grande importance pour la famille ouvrière. C'est à l'âge de 25 à 35 ans que la tuberculose est la plus fréquente ; l'ouvrier qui s'est marié à la sortie du régiment n'a, en général, lorsqu'il est atteint par la maladie, que des enfants jeunes. Ce qui effraie le père, plus peut-être que l'approche de la mort, c'est la certitude que, lui disparu, la femme et les enfants resteront sans ressources ; cinq ans de travail possible sont alors d'une utilité qu'on ne peut méconnaître, car les enfants grandissent et, à 13 ans, ils peuvent déjà aider la mère. La disparition du père n'est plus alors l'horrible misère, et, pour le malade, la mort elle-même ne se présente plus aussi affreuse.

Certes, les sanatoriums coûtent cher et ce n'est que grâce aux réserves d'argent des assurances que l'Allemagne a pu mener à bien son œuvre, mais il est grand de pouvoir réaliser un pareil effort inspiré par le sentiment de la solidarité humaine.

Nous voudrions rappeler ici une phrase que nous avons retenue d'une conversation avec un ouvrier. — Nous parlions avec lui de la difficulté d'ériger des sanatoriums et des dépenses considérables que leur création entraîne ; ces objections n'ébranlaient pas notre interlocuteur : « Quand un des membres d'une famille tombe malade, nous faisait-il remarquer, on ne calcule pas pour le soulager, et, si possible, pour le guérir ; on dépense sans compter. Pour le pauvre comme pour le riche atteint de tuberculose, la société doit tenter aussi tout ce qu'il est humainement possible de faire. »

LA LUTTE

CONTRE LA TUBERCULOSE

EN BELGIQUE

En quittant l'Allemagne, nous sommes allés, suivant le conseil du docteur Calmette, étudier l'organisation anti-tuberculeuse en Belgique, dans la province de Liège. Cette étape nous paraissait très utile, d'une utilité peut-être plus immédiate que notre séjour en Allemagne. Pendant notre voyage, nous avons toujours cherché, en effet, quelles seraient les mesures que l'on pourrait adopter immédiatement en France pour arrêter l'extension de la tuberculose. Or, l'organisation allemande, pour admirable qu'elle soit, n'a pas pour nous, Français, un intérêt pratique très considérable ; l'ensemble des institutions sociales qui a permis la création des nombreux sanatoriums ouvriers ne se retrouve dans aucun pays. En Belgique, où, du reste comme en France, n'existent pas les assurances obligatoires, où, par conséquent, on

ne peut pas trouver facilement les ressources
financières indispensables pour construire et entretenir les sanatoriums, la lutte contre la tuberculose comporte les mêmes difficultés que dans
notre pays.

Nous sommes arrivés à Liège à un moment
des plus intéressants. Depuis quelques mois à
peine la lutte contre la tuberculose était devenue
un souci constant pour les pouvoirs publics et
les individus. Grâce à une propagande incessante,
cette question avait pris une importance toujours
plus considérable, et le corps médical tout entier,
le conseil provincial, les grandes mutualités ouvrières, tout le monde, à vrai dire, s'ingéniait
à trouver la solution de ce redoutable problème.

Actuellement, il semble que l'on soit arrivé
dans la province de Liège à une idée très nette
de ce qu'il convient de faire contre la tuberculose, d'où un programme dont certaines parties
sont en voie d'exécution, d'autres à l'état de
projet. C'est ce programme, dans son ensemble,
que nous exposerons d'abord.

Mais la question de la tuberculose était trop
pressante pour qu'il fût possible de s'immobiliser
dans l'inaction et d'ores et déjà l'initiative privée
a obtenu quelques résultats intéressants dans le
traitement des tuberculeux pauvres par la fonda-

tion d'un certain nombre d'institutions dont nous devrons exposer en détail le fonctionnement ; nous avons pu nous rendre compte, en effet, comment, à peu de frais, quelques hommes de bonne volonté arrivent à soulager un grand nombre de misères.

Programme de lutte contre la tuberculose dans la province de Liège.

C'est la députation permanente de Liège, délégation du conseil provincial qui, la première, en Belgique, a compris la nécessité d'une organisation complète contre la tuberculose. Grâce aux conseils et à l'activité du docteur Malvoz, chef de l'Institut provincial bactériologique, elle est arrivée à un programme d'ensemble très intéressant.

Lorsque le programme de lutte contre la tuberculose sera complètement organisé, la ville de Liège comprendra un sanatorium et des policliniques ; actuellement, le sanatorium est en construction et nous avons pu voir le plan de la première policlinique.

Le sanatorium. — Le sanatorium a été bâti grâce aux 700.000 fr. votés par l'Assemblée provinciale ; mais, avant d'arriver à cette mesure importante, il a fallu préparer les esprits et faire du sanatorium une question vraiment électorale ; c'est au docteur Malvoz que revient, en grande partie, l'honneur d'avoir suscité ce mouvement d'opinion publique. Des conférences populaires, accompagnées de projections, firent comprendre, jusque dans les derniers villages de la province de Liège, les ravages de la tuberculose, la destruction de l'organisme par le bacille de Koch, aussi bien que la possibilité d'arriver à la cure de la tuberculose par le traitement au sanatorium. Aussi, en votant le crédit nécessaire à l'édification du sanatorium, l'Assemblée provinciale ne fit, en réalité, que réaliser le vœu qui était dans tous les esprits.

Les fondations de l'établissement sont déjà jetées ; il est situé à une certaine distance de Liège, près de Spa, dans une région accidentée entre des collines boisées. Nous avons eu l'occasion de voir la maquette du sanatorium qui était exposée à la foire de Liège pour que tous les habitants de la province fussent à même de l'examiner.

Autant que l'on peut juger, ce sera une construction très soignée, pouvant recevoir 100 malades ; avec des galeries de repos exposées au midi. La cuisine sera placée dans un bâtiment séparé et n'incommodera nullement les malades.

A la gauche, tout près du bâtiment principal, s'élève la maison réservée au médecin, communiquant directement avec les salles d'examens et d'hydrothérapie. La journée d'un malade au sanatorium coûtera 3 fr. seulement, grâce à la décision du conseil provincial d'abandonner à fonds perdus le coût de construction de l'établissement et de ne pas le compter dans le prix de la journée d'entretien. Le prix d'une cure de trois mois s'élèvera à environ 250 fr. ; cette somme sera payée, le plus souvent, par les Sociétés de secours mutuels qui s'organisent déjà pour pouvoir envoyer leurs malades au sanatorium.

Un certain nombre d'industriels se sont engagés également à y envoyer leurs ouvriers susceptibles de bénéficier de la cure. Enfin, pour les malades qui ne seront soutenus ni par les Mutualités ni par leur patron, on espère que des parents ou des personnes charitables ne se refuseront pas à fournir des sommes nécessaires à leur entretien.

D'après le docteur Malvoz, il est très nécessaire que la construction du sanatorium et l'entretien du personnel soient confiés à la municipalité.

« Comment veut-on, dit-il, qu'un Comité, aussi vigilant qu'on puisse se le représenter, après avoir réussi à réunir les fonds suffisants pour la construction d'un sanatorium, puisse assurer la bonne marche de ce dernier? Ce qui fait surtout la réussite d'un tel établissement, c'est la valeur du personnel et, tout spécialement, du médecin directeur. »

« Croit-on que l'homme de haute valeur scientifique, le praticien expérimenté, le philanthrope dévoué que doit représenter le médecin de sanatorium, écoutera facilement les sollicitations d'un comité privé ayant à peine une existence légale, incertain du lendemain, et acceptera ses propositions ?

» En Belgique, pour ne parler que de ce que nous connaissons, on ne décidera un médecin de valeur à abandonner sa clientèle pour accepter la responsabilité, les soucis et les charges de la direction d'un sanatorium, qu'en faisant intervenir une puissante administration, lui garantissant une situation en rapport avec la valeur de ses services. L'œuvre d'un sanatorium serait condamnée aux plus lamentables échecs si le personnel, depuis le directeur jusqu'au dernier des infirmiers, n'y était assuré d'une existence à l'abri de tous les soucis matériels. Voilà pourquoi, à notre avis, dans les pays où l'initiative privée n'a pas les généreuses audaces des Anglais

et des Américains du Nord, c'est surtout aux
grandes villes qu'il faut demander de prendre
en mains les charges de la construction d'un
sanatorium et le recrutement du personnel,
aux Sociétés mutuelles, aux établissements industriels, aux caisses de secours des ouvriers de
l'Etat et des travailleurs municipaux, de soutenir l'œuvre moralement et pécuniairement et de
lui constituer le noyau d'une clientèle indispensable. »

Les policliniques. — A côté du sanatorium
fonctionneront des policliniques qui auront un
rôle des plus intéressants à remplir. Ces policliniques , situées dans la ville de Liège ou dans
les différentes communes, devront choisir parmi
tous les tuberculeux, ceux-là seuls qui peuvent
profiter d'un séjour à un sanatorium.

La première policlinique sera construite avec
une somme d'argent donnée par M. le sénateur
Montefiore; les autres policliniques seront élevées par l'initiative privée.

« L'œuvre des tuberculeux » qui vient de se fonder à Liège, avec le professeur Putzeys comme
président et le docteur Malvoz comme secrétaire
général, a précisément pour but de réunir les
fonds nécessaires pour l'organisation des poli-

cliniques. Voici comment est exposé le programme d'action de l'un de ces établissements dans les statuts de cette Société. « En attendant l'organisation de l'Assistance rationnelle des travailleurs tuberculeux par les pouvoirs publics aidés par les mutualités, l'Œuvre crée un ou plusieurs dispensaires placés sous la direction d'un Administrateur et de médecins spécialement instruits en vue de ces fonctions. On y examinera les ouvriers et ouvrières qui se présenteront librement, ou seront envoyés par les policliniques publiques ou privées, par les médecins, les chefs ou contremaîtres d'ateliers, de magasins, etc., etc. Chaque malade sera l'objet d'un examen corporel approfondi, portant principalement sur l'état des forces, de la capacité au travail et le degré de résistance à la tuberculose.

» Le dispensaire sera pourvu des instruments nécessaires à l'observation rigoureuse, tant clinique que bactériologique. Le domicile du malade et, éventuellement, l'atelier qu'il fréquente seront visités au point de vue des conditions d'hygiène et de contagion pour l'entourage. On déterminera pour le malade, selon le degré de son affection, le genre de cure qui convient à son état; on lui donnera tous les conseils d'hygiène nécessaires pour sa propre protection et

celle des personnes auprès desquelles il doit
vivre ; on distribuera des crachoirs hygiéniques ;
des livres spécialement destinés à ces malades
et régulièrement désinfectés ; on assurera la
désinfection du linge de corps, des vêtements
et, éventuellement, celle des locaux quand le
malade change de domicile. On s'efforcera d'obtenir des œuvres d'assistance publiques ou privées, des chefs d'institutions, etc., les secours
nécessaires pour le rétablissement du malade au
moyen de la suralimentation et du repos ; éventuellement pour le placement chez une famille
rurale, ou au sanatorium, en même temps que
la subsistance de la famille sera assurée pendant
la cure. Après le rétablissement des forces on
s'efforcera, grâce à une entente avec les patrons
de la ville et de la campagne, de procurer aux
tuberculeux guéris ou améliorés des occupations
ou des travaux en rapport avec l'état de leur
santé. »

Les ressources de l'œuvre se composeront de
la cotisation des membres adhérents fixée à 2 fr.
par an, de subsides des pouvoirs publics, de
collectes et de dons.

La première policlinique dont nous avons vu
le plan sera un bâtiment élevé sur caves et qui
comprendra trois pièces, une salle d'attente et

deux salles d'examen. Deux médecins examineront les malades et recevront au début une légère indemnité, de 600 à 800 fr.

Un administrateur chargé des enquêtes à domicile, de la visite des malades, recevra un traitement de 2.000 francs environ.

Les moyens actuels de lutte contre la tuberculose dans la ville de Liège.

Pendant que le conseil provincial et le corps médical organisaient et décidaient ce programme de lutte contre la tuberculose, une tentative intéressante pour placer les tuberculeux à la campagne était faite par un ouvrier armurier de Liège. Cet ouvrier, avec qui nous avons pu causer longuement, M. Alfred Leblanc, ayant eu l'occasion de remarquer sur des personnes de son entourage immédiat l'action bienfaisante d'un séjour à la campagne pour les tuberculeux des villes, avait décidé d'en faire bénéficier ses camarades phtisiques. Il était préparé à ce rôle par ses fonctions de directeur de mutualité qui lui avaient donné une grande influence dans un cercle assez étendu. Par des collectes et des cotisations, il essaya donc tout seul de réunir les fonds nécessaires pour réaliser son idée, mais les ressources étaient très limitées et il dut se borner à choisir quelques fermes bien situées, à peu de distance de Liège, où il envoyait un certain nombre d'ouvriers tuberculeux.

Ces derniers y passaient chaque semaine deux jours environ, du samedi à midi jusqu'au lundi à midi ; c'était la cure au sanatorium réduite au minimum. Cette organisation était intéressante, plus peut-être par le sentiment qui l'avait inspirée que par les résultats obtenus.

Les difficultés qu'il rencontrait dans l'exécution de son projet amenèrent M. Leblanc à se rapprocher du docteur Malvoz, qui avait pris la tête du mouvement anti-tuberculeux dans la province de Liège. Il devint ainsi comme le secrétaire du docteur Malvoz, et ce dernier ne cesse de se louer des grands services que lui rend M. Leblanc par sa connaissance parfaite des milieux ouvriers, par son ardeur dans la lutte contre la tuberculose. C'est d'une association entre un médecin des plus distingués et le chef d'une mutualité socialiste que sont nées les premières institutions contre la tuberculose dans la ville de Liège.

La policlinique du docteur Malvoz. — Le premier résultat fut de constituer une policlinique rudimentaire ; le docteur Malvoz examinait soit chez lui, soit dans son laboratoire, les tuberculeux qui se présentaient; M. Alfred Leblanc était chargé des enquêtes à domicile et de la distribution des secours.

Nous avons pu voir de près les services que rend cette policlinique. Les tuberculeux examinés sont placés en deux groupes : d'une part ceux qui sont trop avancés pour qu'on puisse songer à les envoyer à la campagne ; d'autre part les tuberculeux au début qui pourront bénéficier d'une cure en plein air. Pour les premiers, il est impossible d'espérer une guérison ; tout l'effort va donc porter à les améliorer, à les soulager et à limiter autant que possible la contagion autour d'eux. M. Alfred Leblanc est, dans ce cas, envoyé auprès du malade et chargé de faire une enquête qui permette de connaître sa situation aussi exactement que possible. Il doit s'informer s'il est célibataire ou marié, et, dans ce dernier cas, quelle est la composition du ménage ; il doit s'enquérir de la profession du malade, de son salaire journalier, du nombre d'heures de travail qu'il fournit, du nom et de l'adresse du patron, de même pour le salaire journalier de la famille et des enfants, le revenu du ménage, avant et depuis la maladie ; il recueillera des renseignements sur l'état de la famille depuis que le père est atteint de tuberculose. Il examinera aussi les pièces habitées, et relèvera le nombre des chambres à coucher et le nombre de lits dans chaque chambre, le nombre des personnes qui couchent dans chaque lit, le nombre et la dimension des fenêtres de chaque chambre ; l'état de propreté et d'entretien de la maison et, enfin, la largeur de la rue.

Lorsque leur état de misère le rend indispensable, la policlinique s'efforce de secourir ces malades. Il leur est distribué chaque jour deux litres de lait stérilisé qui leur sont portés par les soins de la policlinique ; dans bien des cas, le peu de ressources des œuvres empêche de faire plus. Mais ce simple secours permet d'exiger des malades qu'ils se soumettent à un certain nombre de mesures hygiéniques. Le docteur Malvoz a très bien compris que pour obtenir quelque chose des malades pauvres il fallait d'abord faire quelque chose pour eux.

M. Leblanc est chargé d'aller organiser avec un peu plus d'hygiène la demeure souvent défectueuse du malade. La policlinique distribue à tous ses malades un crachoir de poche et ils sont avertis du danger qu'il y aurait à cracher par terre ou dans leur mouchoir. M. Leblanc a trouvé, pour les amener à observer rigoureusement ses conseils, un raisonnement d'une logique simple, mais qui, paraît-il, a le meilleur effet. Il explique au malade que ses crachats contiennent les microbes de la tuberculose par millions. « Or, ajoute-t-il, lorsque vous aurez craché tous les microbes qui rongent vos poumons vous serez guéris ; mais il faut faire bien attention de ne pas respirer de nouveau la poussière des crachats ; ce serait s'infecter de nouveau et absorber à plaisir les microbes déjà expulsés du poumon. Dès qu'un crachat est rejeté, il faut donc le détruire avec grand soin. » Le malade, ayant la sensation que chaque crachat qu'il expectore et qu'il détruit le rapproche de sa guérison, prend bien garde de négliger un conseil si précieux.

On apprend également aux malades à laisser entrer le plus d'air possible par les fenêtres le jour et la nuit. On leur fait remplacer le balai par le linge humide. Enfin, si cela paraît nécessaire, par un sacrifice d'argent plus considérable, un lit est acheté pour que le malade puisse coucher seul. Tous les efforts, en un mot, tendent à limiter la contagion autour du phtisique, à le conduire jusqu'à sa mort sans trop de souffrances et en écartant le plus possible les dangers de la contagion pour les siens.

Les malades envoyés dans les fermes. — Les rares malades chez lesquels la tuberculose est reconnue dès ses premières manifestations, alors qu'ils peuvent bénéficier d'une cure en plein air, sont placés à la campagne. Quelques fermes ont été choisies, bien situées, où le fermier consent à recevoir et à soigner des malades tuberculeux ; il reçoit trois francs par jour et par malade ; et pour ce prix il doit leur donner une alimentation abondante dont le programme a été fixé par le docteur Malvoz. Le malade restant trois mois environ à la campagne, c'est une somme de 200 fr. environ qu'il faut fournir ; les ressources de la policlinique sont trop modestes pour que l'on puisse disposer d'une pareille somme pour chaque malade, aussi doit-on s'ingénier pour trouver l'argent. Assez souvent, le patron consent à payer une partie du traitement ; quelquefois l'ouvrier a quelques économies qui lui permettent de parfaire la somme ; enfin, on met à contribution les personnes riches et charitables en leur montrant par des visites répétées, l'intérêt qu'il y a à donner cet argent qui peut sauver un homme et peut-être une famille.

L'argent réuni, le malade est envoyé à la campagne, la policlinique lui donnant 50 fr. qui servent à acheter une chaise longue, une couverture pour le repos en plein air, un tub et une éponge.

Les trois fermes où vont ces malades sont situées à une assez grande distance de Liège ; il faut s'éloigner de la grande ville industrielle pour trouver la vraie campagne, avec l'air pur sans cheminées d'usines à l'horizon et sans fumée. Cet éloignement a d'ailleurs le grand avantage de rendre les visites de la famille plus difficiles et moins fréquentes ; le malade, plus complètement à l'abri des soucis quotidiens, profite mieux de sa cure. Nous avons tenu à visiter nous-même l'une de ces fermes. Parti de bon matin de Liège, après un voyage très compliqué, passant du chemin de fer à la voiture, de la voiture à un chemin de fer sur route, après avoir traversé la Meuse en bateau, nous sommes arrivé en deux heures de voyage à la ferme, située sur la frontière même de la Hollande.

C'est au milieu de grandes prairies, sous des arbres superbes, au bord de la Meuse, que se trouve la ferme d'Herbricht. Près des vaches paisibles qui paissaient, trois malades étaient couchés sur leurs chaises longues dans les prés, ayant, devant les yeux, la douce perspective des prairies et des lointains estompés dans la brume d'automne. Nous avons vu là deux jeunes filles et un petit garçon. Ils avaient quitté Liège, la ville grise et boueuse, la fumée et le bruit depuis quinze jours à peine, et se reposaient enveloppés dans leurs couvertures. Leurs joues avaient repris des couleurs plus vives et, distraits par notre visite, ils nous parlaient en riant, enchantés de sentir leurs forces revenir.

Le programme de leur journée est d'ailleurs réglé ainsi que dans un sanatorium. A leur départ, on leur remet la feuille qui indique, heure par heure, ce qu'ils doivent faire, le temps qui doit être consacré au repos, la quantité d'aliments qu'ils doivent manger, et, à la fin de la cure, les exercices qui sont permis. Voici ce programme in-extenso :

ŒUVRE DES TUBERCULEUX. — LIÈGE

Cure d'air, de repos et d'alimentation.

Régime des malades.

Marcher lentement, se tenir droit, respirer par le nez, cracher dans son crachoir de poche, manger et boire lentement.

Les fenêtres resteront ouvertes nuit et jour. Défense complète de fumer, de boire de l'alcool (genièvre, cognac, rhum, porto, etc.) ; la bière sera consommée modérément et le vin seulement sur l'ordre du médecin. Défense de cracher par terre et dans son mouchoir. Le contenu des crachoirs sera désinfecté chaque soir.

Matin et soir se laver la bouche et les dents avec la brosse individuelle (poudre dentifrice antiseptique).

Les malades sont sous la direction du docteur ; ils devront suivre scrupuleusement ses ordres.

L'hôtelier est chargé de veiller à l'exécution des prescriptions.

Ordinaire des malades.

Premier mois de cure.

Lever 6 h. 1/2 ; frictions du corps et surtout de la poitrine à l'eau froide, au saut du lit ; puis toilette et lavage de la bouche et des dents.

A 7 heures, premier déjeuner : lait à discrétion, pain blanc et beurre ; 1 œuf.

De 7 h. 1/2 à 9 heures : chaise longue à l'air.

A 9 h. 1/2 : second déjeuner, avec 1 ou 2 œufs.

De 9 h. 1/2 à 11 h. 1/2 : chaise longue ; à 10 h. 1/2 : un verre de lait ; de 11 h. 1/2 à midi : jeux, correspondance, etc.

A midi, dîner : potage, viande, pommes de terre, légumes, bière.

De midi 1/2 à 1 h. 1/2 : repos.

De 1 h. 1/2 à 4 heures : chaise longue.

A 4 heures : goûter (café avec beaucoup de lait, pain blanc, beurre, fromage, confiture).

De 4 à 6 h. : chaise longue ; à 5 h. 1/2 : un verre de lait.

De 6 à 7 heures : repos, jeux, lecture.

A 7 heures : souper (soupe au lait, pain, sucre, 2 œufs ou viande froide, salade).

De 8 à 9 heures : chaise longue, si le temps le permet.

A 9 heures : repos, jeux, préparation de l'eau pour le bain du lendemain et nettoyage des crachoirs.

A 10 heures : coucher après toilette de la bouche et des dents.

Deuxième mois de cure.

Même régime, avec promenade de 10 à 11 h. et de 4 à 5 heures.

Troisième mois de cure.

Même régime que le deuxième mois, avec exercices de gymnastique de 9 h. 1/2 à 10 heures et de 5 à 5 h. 1/2.

Les réclamations doivent être adressées à

M. Leblanc qui les transmettra au Dr Malvoz, secrétaire de l'œuvre, et celui-ci au Comité.

Le Secrétaire,   *Le Président,*

Dr E. MALVOZ.   Dr F. PUTZEYS.

N. B. — Il est strictement défendu de jouer à des jeux d'argent; les visites des parents doivent être le plus rares possible et durer peu de temps; défense de boire de l'alcool au cours de ces visites.

Le fermier et sa famille sont des braves gens qui semblent s'intéresser à leurs malades.

Un médecin du voisinage que nous avons eu le plaisir de rencontrer, le docteur Humblé, passe deux fois par semaine à la ferme et surveille les malades, voit si rien de nouveau n'est survenu dans leur état et, à la fin de la cure, donne son appréciation sur les bienfaits qu'ils en ont retirés. La policlinique lui attribue comme indemnité 5 francs par mois et par malade.

Deux fois par mois, sans être attendu, M. Alfred Leblanc se présente à la ferme et vérifie si les prescriptions sont bien observées; si les malades reçoivent la nourriture qu'on doit leur fournir; si leurs chambres sont bien tenues. Un des points importants du traitement est d'éviter la contagion pour les habitants de la ferme ; aussi est-il bien recommandé aux malades de ne jamais cracher que dans leurs crachoirs de poche et, tous les matins, ces crachoirs sont vidés. Les crachats sont jetés dans un trou creusé à une cinquantaine de mètres de la ferme et, chaque fois, sont recouverts de terre.

Depuis un an qu'elle fonctionne, la policlinique a soigné à la campagne 15 malades ; 14 d'entre eux ont pu reprendre leur travail et leur état était considérablement amélioré, sans qu'on ait pu parler de guérison complète ; un seul d'entre eux est parti assez bien pour qu'on ait pu le croire complètement rétabli. Un seul aussi n'a pas été amélioré et n'a pas pu reprendre le travail.

Tels sont les résultats obtenus, grâce surtout à l'activité du docteur Malvoz ; mais il ne faudrait pas croire qu'il se fasse illusion sur leur exacte valeur. Il sait parfaitement que sanatorium et policlinique ne suffiront jamais à amener la disparition de la tuberculose, mais qu'il est surtout nécessaire que les pouvoirs publics fassent l'effort indispensable pour faire profiter toutes les classes de la société des bienfaits que l'hygiène a déjà procurés aux privilégiés de la fortune. Il faut, dit-il, que la préoccupation constante de ceux qui ont organisé la lutte contre la tuberculose soit de provoquer sans cesse de la part de l'Etat les réformes législatives indispensables à l'amélioration de la santé des travailleurs. Ce serait une véritable dérision que l'emploi de conférences vulgarisatrices dans les milieux populaires, pour inviter les travailleurs à s'associer à la croisade anti-tuberculeuse et pour leur vanter les charmes d'une vie hygiénique, la nécessité d'une maison gaie et salubre et d'une bonne alimentation, alors qu'il s'agit trop souvent de malheureux dont le salaire suffirait à peine à l'entretien d'une bête de somme, et qui vivent dans notre société en véritables esclaves. Aussi, ajoute le Dr Malvoz, notre programme doit-il être celui des revendications des travailleurs dans ce qu'elles ont de juste et de réalisable. L'œuvre des habitations ouvrières salubres construites par les villes et les administrations d'assistance et louées à bon marché; réglementation du travail, même des adultes ; salaire permettant l'alimentation convenable de la famille ; surveillance des ateliers ; soins rationnels aux nourrissons ; distribution de bon lait stérilisé ; inspection hygiénique des écoles ; œuvre de la soupe scolaire, donnée éventuellement aux enfants pauvres ; colonies de vacances, etc., etc... On n'en finirait pas s'il fallait énumérer tous les points du programme social qui est, à l'heure actuelle, l'objet des préoccupations de tous les esprits libres.

Pour notre part, nous nous associons pleinement à ces paroles si profondément justes. Nous pensons que ces réformes sociales sont le vrai et le seul moyen efficace dans la lutte contre la tuberculose : seules elles peuvent prévenir un mal que les sanatoriums et les policliniques guérissent quelquefois, mais trop rarement.

CONCLUSIONS

**Essai sur l'organisation des moyens de défense
contre la tuberculose en France.**

Cette étude de la lutte contre la tuberculose
en Allemagne et en Belgique doit nous aider à
rechercher les mesures qu'il convient d'appliquer
en France. Telle est l'idée qui, du reste, nous a
toujours préoccupé au cours de notre voyage ;
et c'est en raison de l'intérêt pratique qu'elle
pourrait avoir pour nous, Français, que nous
avons étudié l'organisation anti-tuberculeuse
dans ces deux pays. En réalité, en Allemagne, il
semble qu'on ait pensé surtout à guérir les tuberculeux pour arrêter les ravages que cause le
bacille de Koch. On pourrait croire que les orga-
nisateurs de cette grande lutte ont voulu éteindre
un à un les foyers de contagion que constituent
les individus tuberculeux. Mais il nous a paru
que cette méthode ne pourrait pas parvenir au
résultat voulu.

Certes, la guérison de la phtisie est chose possible, mais c'est loin d'être la règle. Dans les
sanatoriums payants où les malades peuvent

prolonger leur cure et mener à leur sortie une
vie complètement hygiénique, la guérison ne
s'observe que sur 25 % des cas au maximum ;
elle est certainement beaucoup plus faible chez
des ouvriers qui ne peuvent séjourner que trois
mois au sanatorium et qui, à leur sortie, re-
tombent dans la condition précaire et souvent
misérable qui les avait conduits à la tuberculose.

L'étude de la statistique publiée par l'Office
Impérial d'assurances n'a fait que nous confirmer
dans cette opinion ; nous avons pu y voir que le
sanatorium amène le retour de la capacité du
travail pendant trois ou quatre ans. Il améliore
très notablement la situation des ouvriers
atteints par la maladie, mais ces ouvriers, dans
la grande majorité des cas, restent tuberculeux,
meurent de leur mal.

Le sanatorium est une institution charitable
de premier ordre, mais c'est un instrument très
insuffisant de préservation sociale.

Il nous a paru qu'en Belgique on avait mieux
compris que le sanatorium ne représentait qu'un
des moyens de la lutte contre la tuberculose.
Grâce à son action, la santé de quelques ouvriers
se fortifiera, un certain nombre d'entre eux,
choisis avec soin par les policliniques, seront

guéris, et surtout, comme nous le disait le docteur Malvoz : « Le sanatorium fixera dans l'esprit public la nécessité de combattre la tuberculose, il intéressera les individus à ce combat et par là l'opinion publique sera amenée à exiger de l'Etat l'organisation de l'hygiène sociale qui seule peut faire diminuer sensiblement la maladie. »

A notre avis, en France, dans la lutte contre la tuberculose, il faut s'inspirer des essais de ces deux pays, les adapter à notre vie et à nos mœurs, et les compléter sur plus d'un point.

L'exemple de l'Allemagne ne doit pas être dédaigné : la tuberculose est une maladie résultant toujours des conditions sociales. C'est une cause de misère trop fréquente dans les milieux ouvriers pour que l'assistance publique et la charité privée ne s'occupent pas activement de porter secours aux tuberculeux. Il faut donc, tout d'abord, créer une série d'institutions charitables qui permettent de soulager leur mal et les aident à passer les dernières années de leur vie à l'abri de l'extrême misère où ils tombent pour la plupart.

Mais, il faut aussi entreprendre une campagne encore plus importante, j'entends la lutte véritable contre la tuberculose, pour arriver par une série de lois et de mesures hygiéniques, par une campagne de presse et de conférences, à enrayer la contagion de la tuberculose en faisant avant tout et surtout œuvre de prophylaxie.

Institutions charitables pour secourir les tuberculeux.

1º **Le sanatorium.** — L'institution charitable que l'on doit tout d'abord préconiser en France est la création de sanatoriums populaires.

On ne peut qu'encourager le mouvement qui se manifeste sur tous les points du pays. Toutefois, il ne faut pas oublier qu'un sanatorium de pauvres est certainement une œuvre difficile à fonder, mais bien plus difficile à entretenir, car, dans notre pays, où n'existent pas de caisses d'assurances payant le traitement des malades, il faudrait chaque année des crédits très considérables pour suffire aux dépenses des sanatoriums.

On pourrait, il est vrai, suivre l'exemple de M. le docteur Letulle et réunir le capital nécessaire à la construction du sanatorium et à l'entretien du personnel, laissant au protecteur de l'ouvrier le soin de payer les frais de séjour. On ne peut pas songer à faire supporter, comme en Belgique, les frais de traitement par les Sociétés de secours mutuels ; elles ont en France beaucoup de charges et sont paralysées par des règlements trop étroits. Le procédé de M. le docteur Letulle est donc, à mon avis, le seul pratique dans l'état actuel de notre organisation sociale.

Mais il est permis, peut-être, de faire un rêve et l'idéal serait que l'Etat ou la commune s'intéresse au fonctionnement du sanatorium et prenne à sa charge la plus grande part des frais d'entretien des malades.

On pourrait ainsi peut-être avoir en France autant de sanatoriums populaires gratuits que d'asiles d'aliénés ; mais, alors même que l'on aurait atteint ce but, on ne pourrait soulager qu'un nombre restreint de tuberculeux ; il est impossible, en effet, que l'Etat se charge du traitement au sanatorium de tous les tuberculeux pauvres, la démonstration en a été faite, et sans réplique, par M. le docteur Brouardel : « A Paris, il meurt chaque année 12 à 14.000 tuberculeux ; en admettant avec l'Office impérial de santé de Berlin que la durée moyenne de la phtisie soit de trois ans, il faudrait placer aux sanatoriums plus de 40.000 tuberculeux. Je me suis informé, dit M. Brouardel, auprès de M. Pannwitz, du prix de revient de séjour d'un tuberculeux dans un sanatorium populaire en Allemagne ; il m'a répondu que le prix moyen était de 3 marcs 1/2, soit 4 fr. 40, y compris l'amortissement de l'établissement, non compris les secours donnés à la famille ; si on y ajoute ceux-ci, il faut en plus du prix de la journée, une moyenne de 1 marc 25, soit 1 fr. 50. Le prix moyen de revient en Allemagne serait donc de 5 fr. 90 ou 6 fr. En admettant ce chiffre, moyenne certainement trop faible pour les environs de Paris, la dépense journalière serait de 240.000 francs, la dépense annuelle de 87.600.000 francs pour hospitaliser tous les tuberculeux, ou plutôt de 45.000.000 fr. si l'on admettait que dans un sanatorium deux tuberculeux occupent successivement le même lit dans la même année (1). » Même si on ne les gardait que trois mois dans le sanatorium, il faudrait encore chaque année une dépense de 22 millions 1/2.

Que serait-ce pour l'ensemble de la France, où la totalité des tuberculeux peut atteindre, sinon dépasser le chiffre de 400.000 ?

Un sanatorium de 100 lits par département nous paraît être un idéal difficile à dépasser. En admettant qu'on conserve chaque malade

---

(1) Commission de la tuberculose — La propagation de la tuberculose, les moyens pratiques de la combattre. Masson, 1900, p. 380.

trois mois, comme en Allemagne, 400 tuberculeux pourraient passer chaque année par un sanatorium, soit pour l'ensemble de la France 35.000 tuberculeux qui seraient hospitalisés.

2º Les dispensaires. — Il faudra donc réserver pour cette cure les malades qui pourront le mieux en bénéficier ; c'est ici que devraient fonctionner à côté des sanatoriums, des dispensaires très nombreux, analogues aux policliniques que nous avons vues en voie d'organisation en Belgique.

M. le docteur Calmette, directeur de l'Institut Pasteur de Lille, s'est fait le défenseur de cette idée en France ; voici comment il expose l'organisation de ces dispensaires.

On devrait créer tout d'abord dans chaque ville des dispensaires gratuits en nombre suffisant pour que chacun puisse facilement desservir une circonscription déterminée ; les directeurs des dispensaires devraient :

1º Se mettre en relation avec les chefs d'usines ou d'ateliers et avec tous les établissements occupant des ouvriers protégés par la loi d'assurance contre les accidents.

2º Rechercher, grâce aux renseignements fournis par les chefs, contre-maîtres d'usines ou d'ateliers, les ouvriers suspects de tuberculose ; pour les attirer au dispensaire afin de leur donner, aussi souvent qu'ils en auraient besoin, des consultations gratuites, des conseils pour leur famille, et leur distribuer lorsqu'ils seront obligés de suspendre leur travail, des secours en nature ou en espèces ; des vêtements, des médicaments, des livres.

3º Au dispensaire de chaque circonscription devraient être immatriculés tous les malades de son ressort. On devrait organiser des visites fréquentes à domicile, procurer aux malades des occupations ou des travaux en rapport avec leurs aptitudes, avec leur état de santé ; faire désinfecter leurs vêtements toutes les fois que cette opération pourrait être utile ; fournir des crachoirs hygiéniques ; indiquer la manière de détruire les crachats ; de stériliser le linge de corps et les vêtements ; donner en un mot toutes les instructions nécessaires pour assurer dans les meilleures conditions possibles l'hygiène du tuberculeux à domicile et préserver de la contagion ceux qui l'entourent et dont il ne peut ou ne veut se séparer.

M. Calmette voudrait que chaque dispensaire fût dirigé par un médecin, spécialement instruit en vue des fonctions qu'il devra remplir et ayant fait un stage suffisant dans les laboratoires bactériologiques pour être en mesure d'examiner lui-même régulièrement les crachats de ses malades et de contrôler l'efficacité des désinfections qu'il aurait conseillées.

Il va sans dire que tous les dispensaires seraient pourvus des instruments et appareils utiles pour l'observation rigoureuse des malades et que chaque ouvrier immatriculé, passant d'une circonscription dans une autre, y serait suivi par un dossier de clinique. L'organisation administrative des dispensaires serait à son avis confiée avantageusement aux municipalités, et dans les grandes villes aux maires avec un contrôle de l'Etat et sous la réserve qu'une loi rendrait leur création obligatoire dans toutes les agglomérations ouvrières de quelque importance.

Les dépenses premières de l'établissement seraient probablement peu considérables, mais leur entretien exigerait des sacrifices pécuniaires plus importants, en raison surtout de la nécessité de subvenir aux besoins de l'ouvrier malade.

D'après ses calculs, très approximatifs, chaque ouvrier suivi et soutenu par le dispensaire, y compris les secours distribués à domicile, coûterait en moyenne 3 fr. par jour d'invalidité.

Mais le grand avantage de ces dispensaires serait de pouvoir découvrir la tuberculose à son début chez un certain nombre d'ouvriers, c'est à dire au moment où un séjour au sanatorium pourrait peut-être amener une guérison complète.

Lorsque la tuberculose est encore curable, il est difficile d'en affirmer l'existence ; les signes de lésions pulmonaires sont trop peu nets en ce moment et le médecin peut seulement soupçonner le mal. Ce sont précisément ces malades suspects qui pourraient le mieux profiter d'une cure au sanatorium ou même d'un simple séjour de deux ou trois mois à la campagne ; dans cette période de la maladie, ils ne sont nullement contagieux, ce sont des individus affaiblis, surmenés, qui toussent un peu le matin, qui n'expectorent pas, qui, par suite, pourraient très bien être placés chez des fermiers. En quelques semaines, leur santé se raffermirait d'une façon définitive.

Certes, on enverrait ainsi un certain nombre d'individus non encore touchés par la tuberculose, prédisposés simplement, mais leur séjour aux champs les mettrait dans de meilleures conditions de lutte.

Le dispensaire, si la charité privée venait à son aide, pourrait facilement assurer cet exode vers les champs des tuberculeux au début et des prédisposés à la tuberculose.

Les différentes œuvres de colonies de vacances uniquement entretenues par la charité privée n'envoient-elles pas chaque année plusieurs milliers d'enfants pauvres à la campagne?

Il nous semble que l'on pourrait facilement créer une vaste clientèle à ces dispensaires en faisant une propagande active dans les ateliers, dans les usines, dans les milieux populaires ; en faisant connaître qu'une toux qui persiste, surtout si l'on maigrit, est une chose très dangereuse ; en annonçant qu'au dispensaire tous les conseils que l'on vient chercher sont gratuits ; en dernier lieu, par l'organisation des consultations dans la soirée pour que les ouvriers puissent venir se faire examiner sans perdre leur journée de travail. On arriverait, certainement dans bien des cas, à prévenir la phtisie.

Prophylaxie de la tuberculose.

Mais cependant, on n'aura pas encore abordé la partie la plus importante du problème, car c'est à la prophylaxie de la tuberculose que doivent tendre tous les efforts. S'il est difficile, en effet, de guérir la tuberculose, il est relativement facile de la prévenir.

Il faudra donc s'attaquer à toutes les causes bien connues qui augmentent la tuberculose dans une population. C'est tout d'abord l'encombrement, le manque d'air, l'humidité des quartiers ouvriers des grandes villes qu'il faudrait faire disparaître. Un simple coup d'œil jeté sur la carte de la mortalité par la tuberculose à Paris suffit à indiquer que c'est bien là un des facteurs principaux de la maladie ; sur cette carte on voit très nettement trois zones concentriques : à la périphérie constituée par les faubourgs pauvres où la population est agglomérée, où les rues sont étroites, les cours sombres et humides, où le soleil ne pénètre jamais dans beaucoup de logis, la mortalité tuberculeuse s'élève de 60 à 104 pour 10.000 habitants par an ; une deuxième zone comprend les quartiers commerçants, plus riches, plus ouverts, plus aérés, la mortalité y varie de 36 à 50 pour 10.000 par an ; enfin les quartiers riches des Champs-Elysées et ceux qui entourent le bois de Boulogne, avec leurs larges avenues où l'air et le soleil pénètrent facilement, n'ont qu'une mortalité de 10 à 30 pour 10.000.

D'autres causes interviennent d'ailleurs pour expliquer ces différences de mortalité : il est certain que la misère, l'alimentation insuffisante, l'alcoolisme, sont des causes qui, dans les quartiers pauvres, viennent augmenter la fréquence de la phtisie.

Le tableau suivant permet de suivre encore mieux l'influence prépondérante de l'encombrement : ce tableau est pris dans le rapport de la Commission de la tuberculose (1) : « Recherches sur l'influence de la densité de la population sur la mortalité tuberculeuse (densité ou nombre d'habitants par kilomètre carré d'après l'Annuaire du Bureau des longitudes pour 1900) :

Densité	Popu'ation	Proportion de décès tuberculeux par 10.000 habitants
Plus de 1.000	2.386.572	57,6
200 à 1.000	1.546.040	42,7
100 à 200	1.909.768	43,4
70 à 100	1.310.892	40,5
50 à 70	1.281.249	34,1
30 à 50	726.143	30,8
10 à 30	129.603	22,1

Il n'y a donc aucun doute, c'est dans les grands centres de population que la tuberculose fait le plus de ravages, comme dans les quartiers où la population est la plus dense, où les logements sont le plus misérables. De sorte qu'il faut conclure, avec M. Brouardel, qu'au point de vue du plan de la campagne à suivre contre la tuberculose, « nous sommes ramenés des gros

(1) *Commission de la tuberculose*, page 99. Masson, éditeur. Paris, 1900.

foyers inscrits sur la carte de France aux foyers de quartiers et en dernière analyse à la maison insalubre : c'est elle qu'il faut viser, l'assainir si cela est possible, la faire disparaître si les causes de mortalité sont liées forcément à son existence, et enfin il faut veiller à ce qu'on n'en construise plus dans de telles conditions ». Une loi sur les logements insalubres est donc d'une nécessité absolue. L'exemple de l'Angleterre est là pour montrer ce que l'on peut obtenir par des mesures hygiéniques rigoureusement appliquées. Dans ce pays on a noté, depuis 1850, une diminution constante dans la mortalité par la phtisie. Dans un important travail de statistique, M. Thorne-Thorne a établi le tableau suivant qui permet de suivre cette diminution progressive :

Mortalité par la phtisie en Angleterre
par périodes de 1851 à 1895.

Par million de vivants.

1851 à 1860	2.679 morts de phtisie.
1861 à 1870	2.475 —
1871 à 1880	2.110 —
1881 à 1885	1.830 —
1886 à 1890	1.635 —
1891 à 1895	1.463 —

Si l'on compare la période de 1851 à 1860 à la

période de 1891 à 1895, on voit que la mortalité par la phtisie a diminué de 45,4 °/°.

Quant aux lois hygiéniques qui ont amené cette amélioration, M. Thorne-Thorne les résume dans une lettre citée par M. Brouardel dans le rapport de la Commission de la tuberculose : « Voici les raisons auxquelles on doit attribuer cet abaissement remarquable :

» 1° La disparition des maisons insalubres de nos villes, entraînant avec elle la disparition et l'encombrement des cours, ruelles et culs de sac. Ce résultat important a été complété par la condition imposée aux nouvelles maisons d'être élevées entre cour et jardin, de manière à donner aux chambres l'air et la lumière et une aération permanente aux maisons. Des milliers de livres sterling ont été dépensés dans ce but.

» 2° La démolition des habitations humides et le drainage du sous-sol ; l'édification de nouvelles maisons et cottages dont le sol et les murs fussent à l'abri de l'humidité. Cette dernière mesure reçoit une stricte application aussi bien dans les villes qu'à la campagne.

» 3° Des progrès analogues ont été réalisés dans les casernes, écoles, grands établissements, assurant à tous ces édifices la lumière et une aération permanente de jour et de nuit ; les usines ont été partout l'objet d'améliorations destinées à protéger les ouvriers contre l'inhalation des poussières nuisibles.

» 4º Le système des Sociétés coopératives a augmenté le bien-être des classes laborieuses ; celles-ci ont actuellement des logements confortables, une nourriture meilleure ; quant aux enfants, leur travail est soumis à certaines conditions protectrices.

» On a fait fort peu de chose pour la désinfection des crachats en dehors des hôpitaux ; notre travail s'est borné à l'application des principes connus d'hygiène journalière. »

Il ne faudrait pourtant pas n'attacher d'importance qu'à la question des logements insalubres et négliger d'autres facteurs de misère sociale. Il est certain par exemple, que l'alcoolisme contribue à la mortalité tuberculeuse ; les ligues qui, en France, ont entrepris d'organiser une campagne contre l'alcoolisme seront d'un grand secours dans la lutte contre la tuberculose. Sur ce point, nous nous bornerons à citer la statistique suivante, établie par M. le Dr Baudran (Commission de la tuberculose, p. 289) ; on peut y voir comment la consommation moyenne de l'alcool suit exactement la même progression que la mortalité tuberculeuse dans les différentes régions de la France :

30 à 40 décès pour 10.000 habitants	12,47 alcool par tête
40 à 50 — — —	15,21 —
50 à 60 — — —	14,72 —
60 à 70 — — —	16,36 —
70 à 80 — — —	17,16 —
80 à 90 — — —	17,30 —
90 et au-dessus — —	50,70 —

L'encombrement et l'alcoolisme sont certainement les deux causes principales de tuberculose; mais il y a d'autres facteurs sociaux avec lesquels il faut compter : le surmenage et l'insuffisance d'alimentation dans les classes pauvres sont des causes de misère physiologique qui laissent l'organisme sans défense devant l'invasion du bacille de Koch. Aussi toute loi, toute mesure, tout progrès qui augmentera le bien-être de la classe pauvre agira par contre-coup pour diminuer la tuberculose dans la population; en ne considérant les choses que par ce côté utilitaire, nous sommes tous intéressés à cette diminution de la misère, car la tuberculose qui fait ses ravages dans les faubourgs peut envahir aussi les quartiers riches des villes ; un phtisique pauvre qui sème ses bacilles dans les rues, dans les théâtres, dans les églises, dans les lieux publics, est dangereux pour toutes les classes de la société, et nous devons nous féliciter

que ces mesures hygiéniques soient l'aboutisse-
ment nécessaire du mouvement qui fait un
devoir à l'Etat démocratique d'améliorer sans
cesse la classe la plus pauvre et la plus nom-
breuse.

Hôpitaux spéciaux pour tuberculeux.

Au nombre des mesures prophylactiques importantes il faut ranger aussi les hôpitaux
spéciaux pour phtisiques. Depuis longtemps
déjà, M. Debove a signalé le danger qu'il y a à
réunir, dans une même salle d'hôpital, des
malades qui expectorent des bacilles et des
malades atteints de lésions bénignes des poumons ou d'autres affections aiguës ou chroniques.
Dans les hôpitaux actuels, pendant leur convade-
lescence, tous les malades respirent des poussières chargées de bacilles ; ils ingèrent des
bacilles avec leur pain qui a traîné sur leur
table ou sur leurs draps, et au lieu de guérir
d'une maladie bénigne, ils contractent souvent
une maladie terrible et qui ne pardonne pas.
C'est un crime, commis par pure négligence,
puisque l'on connaît actuellement les causes et
le mécanisme de la contagion.

Des hôpitaux spéciaux pour phtisiques, construits hors de l'enceinte des grandes villes,

pourraient contenir un grand nombre de lits.
Pendant la longue durée de leur maladie, les
tuberculeux pauvres pourraient aller se reposer
là pendant quelques semaines, se soigner, reprendre des forces. Puis, lorsque tout travail
leur est devenu impossible, au lieu de traîner
d'hôpital en hôpital, ils pourraient aller s'éteindre dans cette retraite et pendant les derniers
mois de leur vie ne risqueraient pas d'infecter
leur femme, leurs enfants, leurs voisins.

Réforme de l'opinion publique.

Enfin il resterait encore à faire l'éducation de
l'opinion publique : il faudrait apprendre à tous,
pauvres et riches, ouvriers et patrons, l'importance des mesures hygiéniques. C'est une éducation dont nous avons particulièrement besoin en France ; on y est trop porté à railler
tout ce qui va contre les habitudes prises. Je
n'en veux comme preuve que ce qui s'est passé
dans une séance récente du Conseil municipal de
Paris : un conseiller qui proposait l'excellente
mesure de faire appliquer partout des plaques
portant qu'il était interdit de cracher par terre
dans l'intérêt de la santé publique fut accueilli
par les rires et les interruptions ironiques de ses
collègues. L'indifférence des ouvriers est moins

compréhensible, mais n'est en général pas moins marquée ; je connais des ateliers du faubourg St-Antoine où un ouvrier intelligent n'a pu obtenir ni de ses camarades, ni des Syndicats que l'on obligeât les phtisiques à cracher uniquement dans des crachoirs. Cette éducation est pourtant d'une importance capitale et sans elle on ne peut réaliser que fort peu de réformes.

Les sanatoriums et les dispensaires ne seront construits que si l'initiative et la charité privée s'y intéressent et le Parlement ne votera les lois d'hygiène que si les électeurs les réclament. Aussi, en Belgique, et en Allemagne, c'est là un sujet de préoccupations constantes pour les hygiénistes et les médecins.

Dans la province de Liège, ce sont les confé-rences de M. le docteur Malvoz et de ses colla-borateurs qui ont fait connaître partout, jusque dans les plus petits villages, la nature de la tuberculose et la façon de s'en préserver ; chaque conférence était accompagnée d'une série de projections très intéressantes, très claires, fai-sant voir le bacille, les lésions du poumon et même la lutte des éléments vivants contre le microbe. Il ne serait pas difficile d'organiser en France une campagne de conférences analogues ; les Universités populaires et les Cercles d'ouvriers sont dans les grandes villes des milieux tout préparés où les conférenciers trouveraient sûrement un public nombreux. Dans les petites villes et dans les campagnes, les Ligues d'enseignement pourraient remplir le même office.

Nous pensons aussi que les policliniques et les dispensaires contribueraient beaucoup à répandre ces idées hygiéniques dans les milieux ouvriers par les conseils nombreux qui y seraient donnés comme aussi par les visites à domicile aux malades.

Enfin, dans les ateliers, on pourrait placer comme à Leipzig des affiches exposant clairement et en peu de mots les indications nécessaires pour se préserver de la maladie.

En Allemagne on s'occupe activement, par différents moyens, d'intéresser toute la population à la lutte contre la tuberculose. Je me souviens d'avoir vu à la gare de Potsdam, à Berlin, un tronc destiné à recueillir les dons pour les sanatoriums; sur les parois on lisait les deux vers suivants :

Kraft und Gesundheit der Menschen zu retten
Gebt einen Pfennig den Volksheilstætten (1).

Mais le moyen de propagande le plus important

(1) Pour conserver la force et la santé aux hommes, donnez un sou pour les sanatoriums populaires.

c'est la brochure publiée par l'Office sanitaire de l'Empire en Allemagne.

Dans cette instruction populaire sur la tuberculose on trouve, exposées en peu de pages, toutes les mesures à prendre pour se défendre contre la maladie : « Nous sommes tous exposés au danger de contracter les germes de la tuberculose et bien des personnes hébergent d'ailleurs le bacille sans s'en douter; aussi est-ce un devoir pour chacun de se préparer à lutter contre cet ennemi ; pour cela il faut d'une part se préserver contre les poussières nuisibles, d'autre part leur opposer une santé solide. »

Les mesures proposées contre les germes de la tuberculose sont les suivantes : Destruction des crachats de tous les individus, malades ou non ; nettoyage humide des appartements en évitant de soulever les poussières ; cuisson soigneuse des aliments, surtout du lait ; désinfection des logements habités par des tuberculeux.

Des mesures propres à fortifier la santé sont plus indispensables encore. « On ne doit pas espérer pouvoir détruire tous les bacilles de la tuberculose, il est nécessaire de fortifier et de cuirasser l'organisme afin de résister victorieusement aux germes qui pourraient l'atteindre. » Comme conclusion, une série de conseils hygiéniques : nourriture simple, abstention d'alcool, demeures largement ouvertes à l'air et à la lumière, lavage du corps tous les matins à l'eau froide et long sommeil. « Mais faites vaillamment les travaux de votre état, conclut l'auteur de la brochure, sans ménager votre peine, car le travail lui-même donne de la force. »

C'est, en réalité, une chose assez facile que de se mettre à l'abri de la tuberculose; l'auteur y insiste d'une manière particulière.

« Il n'existe aucune maladie contagieuse, dit-il, contre laquelle l'homme le plus pauvre et le plus faible puisse être mieux armé que contre la tuberculose ; il peut s'en préserver facilement s'il est doué d'une dose suffisante de jugement et de prudence. »

Il est très nécessaire de répandre cette notion dans les milieux ouvriers, car le tuberculeux risque de devenir un objet de terreur et d'être traité comme un pestiféré. C'est un danger auquel on n'a pas échappé en Belgique pour ne pas avoir insisté suffisamment sur ce sujet et c'est un point qu'il convient de ne jamais négliger dans toute propagande en faveur de la lutte contre la tuberculose.

Ainsi l'organisation contre la tuberculose en

France nous paraît comporter trois ordres de mesures.

1º Il faut créer des sanatoriums et surtout de très nombreux dispensaires, institutions d'assistance soutenues par l'Etat et la charité privée, destinées à améliorer le sort des tuberculeux. Le traitement au sanatorium, toujours trop court dans les classes ouvrières, ne pouvant amener la guérison complète que dans un nombre de cas assez restreint, le dispensaire devra choisir parmi les malades dont il s'occupe, ceux qui lui paraissent plus aptes à profiter de cette cure.

2º Les mesures prophylactiques sont plus importantes encore, c'est par elle que l'on pourra le mieux diminuer le nombre des tuberculeux. Les pouvoirs publics devraient faire voter sans retard des lois hygiéniques et surtout la loi sur les logements insalubres, qui nous paraît être d'une nécessité immédiate.

Il faudrait aussi de toute nécessité des hôpitaux spéciaux pour tuberculeux, qui permettraient d'isoler les phtisiques pendant les derniers mois de leur maladie et qui rendraient le séjour dans les hôpitaux ordinaires moins dangereux pour les convalescents.

D'ailleurs toutes les mesures qui tendront à

limiter l'alcoolisme et à améliorer le sort des classes pauvres serviront la même œuvre de préservation sociale.

3o Pour soutenir et préparer une action des pouvoirs publics, il faudrait comme dans la province de Liège faire de la question de la tuberculose une question électorale et, par une propagande incessante, intéresser riches et pauvres à ce véritable devoir social.